针灸趣味记忆

苏绪林　谢雨君　著

人民卫生出版社

图书在版编目(CIP)数据

针灸趣味记忆/苏绪林,谢雨君著.—北京:人民卫生出版社,2017

ISBN 978-7-117-24692-7

Ⅰ.①针… Ⅱ.①苏… ②谢… Ⅲ.①针灸学 Ⅳ.①R245

中国版本图书馆 CIP 数据核字(2017)第 140293 号

针灸趣味记忆

著　　者:苏绪林　谢雨君
出版发行:人民卫生出版社(中继线 010-59780011)
地　　址:北京市朝阳区潘家园南里 19 号
邮　　编:100021
E - mail:pmph @ pmph.com
购书热线:010-59787592　010-59787584　010-65264830
印　　刷:三河市尚艺印装有限公司
经　　销:新华书店
开　　本:710×1000　1/16　印张:14　插页:4
字　　数:244 千字
版　　次:2017 年 7 月第 1 版　2023 年11月第 1 版第 3 次印刷
标准书号:ISBN 978-7-117-24692-7/R · 24693
定　　价:35.00 元

前 言

亲爱的朋友，您是不是正在寻找如何学习针灸、记忆针灸知识的方法呢？是不是正在寻找如何提高学习效率、顺利通过中医执业医师资格考试的方法呢？

只要您用心，相信您会在本书中找到这些问题的答案。

本书凝练了作者10余年针灸学教学和医师资格考试培训的经验。在公开出版之前，本书作为讲义已经用了10年，受到广大师生的好评。十年磨一剑，相信本书会让您事半功倍。

本书编写分方法篇、实践篇、执考篇和附录四部分。

方法篇会引导您感受方法的魅力，指导您运用联想、数字桩、地点桩、谐音、图表、对比等方法对针灸进行趣味记忆，让学习变得轻松而高效；实践篇按照中医执业医师资格考试大纲顺序，每个单元均列出学习要点，对重点、易混内容进行学习指导，还选编了练习题帮助您检测知识掌握情况；执考篇对中医执业医师资格考试的考试内容、考试方式、考试题目进行了分析，提供了成套仿真练习题，提出了复习应试策略，帮助您顺利通过考试。附录提供了腧穴首字汉语拼音快速检索、针灸治疗病证主穴记忆检索、110个数字编码，这些将极大地方便您的学习和记忆。

为了充分体现中医执业医师资格考试的相关要求，本书各单元分三个层次进行编写。第一层次为各类别考生均要求掌握的内容，未作标识；第二层次为中西医结合执业医师和中医执业助理医师须加强学习的内容，标识为[23]；第三个层次为中医执业医师须掌握的内容，标识为[3]。

在使用本书时，建议您参考针灸学教材、针灸图谱、针灸模型、针灸学习手机APP等资源，这样会达到更好的效果。作者建立了云班课，您可以访问 http://www.mosoteach.cn/，注册后使用邀请码908892加入《针灸执考》课程，就可以在线查看针灸教学资源、自测执考试题、观看讲解视频和提问交流。

由于作者水平有限，在编写过程中可能会出现一些纰漏和错误，敬请各位读者提出批评和修改意见。

著者

二〇一七年二月于万州壹贰阁

目　录

方　法　篇

第一单元　学习针灸，兴趣和方法是两把钥匙 …… 3
一、循序渐进，从了解开始 …… 3
二、注重学习方法，磨刀不误砍柴工 …… 4
（一）通人文读经典，方可理解中医 …… 4
（二）记忆有窍门，不可死记硬背 …… 6
（三）实践出真知，敢于临床实践 …… 6
第二单元　大道至简，揭开记忆术的神秘面纱 …… 7
一、记忆术简介 …… 7
（一）记的方法——材料格式化 …… 7
（二）忆的方法——大脑格式化 …… 8
二、记忆术的法则是什么？ …… 9
（一）形象生动 …… 9
（二）存放有序 …… 10
（三）适时重复 …… 10
第三单元　有序记忆，数字桩和地点桩记忆法 …… 10
一、数字桩记忆法 …… 11
（一）理想的有序桩子——自然数 …… 11
（二）数字桩形象化——数字编码 …… 11
二、地点桩记忆法 …… 12
（一）地点桩的选择 …… 12
（二）地点桩实例 …… 13

三、数字桩和地点桩结合 …… 14
四、其他定桩法 …… 14

第四单元　记无定法，多种记忆法综合应用 …… 15
一、归纳对比记忆法 …… 15
（一）经络 …… 15
（二）腧穴定位 …… 16
（三）腧穴归经 …… 19
（四）腧穴主治作用 …… 20
（五）刺灸法记忆 …… 21
二、图表记忆法 …… 22
三、顺口溜记忆法 …… 23
四、闪光点记忆法 …… 24
五、预防针记忆法 …… 24
六、歌诀记忆法 …… 24

第五单元　学以致用，量身定制记忆方案 …… 25
（一）五输穴及原穴内容 …… 25
（二）综合记忆方案 …… 26

实　践　篇

第一单元　经络系统的组成 …… 33

第二单元　经络的作用和经络学说的临床应用 …… 40

第三单元　腧穴的分类 …… 40

第四单元　腧穴的主治特点和规律 …… 41

第五单元　特定穴 …… 44
一、五输穴 …… 44
二、原穴和络穴 …… 45
三、俞穴和募穴 …… 46

四、八脉交会穴 …… 47
五、八会穴 …… 47
六、郄穴 …… 47
七、下合穴 …… 48
八、特定穴综合 …… 49
第六单元　腧穴的定位方法 …… 54
第七单元　手太阴肺经、腧穴 …… 56
第八单元　手阳明大肠经、腧穴 …… 61
第九单元　足阳明胃经、腧穴 …… 63
第十单元　足太阴脾经、腧穴 …… 66
第十一单元　手少阴心经、腧穴 …… 69
第十二单元　手太阳小肠经、腧穴 …… 71
第十三单元　足太阳膀胱经、腧穴 …… 73
第十四单元　足少阴肾经、腧穴 …… 75
第十五单元　手厥阴心包经、腧穴 …… 77
第十六单元　手少阳三焦经、腧穴 …… 79
第十七单元　足少阳胆经、腧穴 …… 80
第十八单元　足厥阴肝经、腧穴 …… 82
第十九单元　督脉、腧穴 …… 83
第二十单元　任脉、腧穴 …… 84
第二十一单元　奇穴 …… 86
第二十二单元　毫针刺法 …… 87

第二十三单元　常用灸法 …… 93

第二十四单元　拔罐法 …… 95

第二十五单元　其他针法 …… 96

第二十六单元　头针、耳针 …… 98

第二十七单元　治疗总论 …… 102

第二十八单元　内科病证 …… 107

第二十九单元　妇儿科病证 …… 129

第三十单元　皮外骨伤科病 …… 134

第三十一单元　五官科病证 …… 139

第三十二单元　其他病证的针灸治疗 …… 142

执　考　篇

第一单元　考试认知与复习方法指导 …… 149

一、磨刀不误砍柴工 …… 149

二、知己知彼，百战不殆 …… 150

第二单元　考试范围及示例 …… 154

一、技能考试 …… 154

（一）考试内容、方式及分值 …… 154

（二）技能考试示例 …… 159

二、综合笔试 …… 160

第三单元　考题练习 …… 161

一、中医执业医师考题练习 …… 161

（一）中医执业医师资格考试针灸学练习题一 …… 161

（二）中医执业医师资格考试针灸学练习题二 …… 168

二、中医执业助理医师（中西医结合执业医师）考题练习 …… 176

（一）中医执业助理医师(中西医结合执业医师)针灸学练习题一 …… 176
（二）中医执业助理医师(中西医结合执业医师)针灸学练习题二 …… 180
三、中西医结合执业助理医师考题练习 …… 185
（一）中西医结合执业助理医师针灸学练习题一 …… 185
（二）中西医结合执业助理医师针灸学练习题二 …… 187

附录一:针灸穴位检索表 …… 189

附录二:针灸治疗病证主穴记忆检索表 …… 210

附录三:110 个数字编码参考表 …… 215

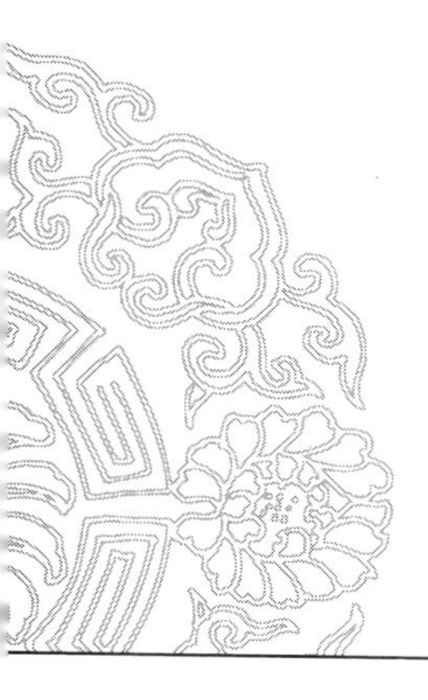

方法篇

引子

亲爱的读者，首先让我们一起来研讨关于学习方法的问题。

记得有这样一个故事，很久以前，有个特别喜爱喝酒的私塾先生，他给学生们布置了一道作业，就跑到山上找庙里的俗家朋友喝酒去了。他布置的作业是什么呢？那就是背诵圆周率前30位。开始的时候，学生们摇头晃脑地背着，但总是记不住。学生们看着这一串数字，苦不堪言。后来，有一位聪明的学生灵机一动，想出妙法，他把圆周率的内容与眼前的情景（老师上山喝酒）联系起来，编了一段顺口溜：

"山巅一寺一壶酒（3.14159），尔①乐苦煞吾（26535），把酒吃（897），酒杀尔杀不死（932,384），乐尔乐（626），死了算罢了（43383），尔弃沟（279）。"结果学生们不但全都记住了，还高兴地玩了一天。

之所以讲这则故事，是因为我们学习针灸，也有很多知识需要理解，需要记忆，我们能不能从这则故事里得到什么启发？能不能也来个针灸趣味记忆呢？答案是肯定的。

---

① 尔：你。

第一单元

学习针灸，兴趣和方法是两把钥匙

爱因斯坦曾经说过:“兴趣是最好的老师,它可激发人的创造热情、好奇心和求知欲。”(《爱因斯坦文集》,第三卷)。

孔子《论语》:“知之者不如好之者,好之者不如乐之者”。

大家已经步入了中医的殿堂,不知大家是否爱上了中医？如果您还没有爱上,那就说明您和中医的感情还需要培养。毛主席说过“中国医药学是一个伟大的宝库”,面对这个历经了2000多年临床实践检验的中医药宝库,我们应该怎样了解它,认识它呢？

一、循序渐进，从了解开始

针灸是中医的重要组成部分,是中医之精华。学习针灸,可以先了解一些针灸的故事,形成初步印象。这就好比谈对象,先打探一下对方的大概情况,即了解一下针灸的历史、传闻、作用、发展前景等。历史上关于针灸的故事和名人较多,如扁鹊、华佗、王惟一、孙思邈等,再如针灸铜人的创作、演变,乃至被列强掠夺等都是一个个传奇故事。

我们可以从孙思邈命名阿是穴的故事感知一二。

例1.1:阿是穴

唐代著名医学家孙思邈一生为民解除疾苦,留下了许多动人的佳话。针灸学中的“阿是穴”,就是他在临床中发明的。

孙思邈约70岁那年,一天清晨,有一个乡亲非常着急地跑到孙思邈家,说有一个姓陈的乡亲快不行了,请他去救一救。孙思邈闻讯,急忙备好银针,背起药囊,拄上拐杖,就随报信人出发了。

两人走了三十多里路,终于来到了病人家里。见病人躺在一张破席子上,昏迷不醒。经过孙思邈的精心抢救,病人终于在半夜里清醒了过来。病人看见一位白发苍苍的老翁在为自己治疗,非常感动,想坐起来道谢,谁知身体稍微一动就如刀割一样地疼了起来。孙思邈连忙扶病人躺下,并说:“只要止住了疼,再吃几剂汤药,病就会好起来的。”说着,他又给病人扎了止痛针。

针拔出来了，病人还是疼得大声呻吟，孙思邈另选穴位又扎了针，仍然没有见效。他一个又一个地扎着古医书中记载的能止疼的穴位，能用的穴位都扎过了，疼痛还是没能止住。孙思邈问病人哪儿最疼？病人疼得有气无力地说："左、左、左……腿。"孙思邈于是选中病人左腿的一个部位，用拇指轻轻地按了下去，问："是不是这儿？"病人摇了摇头。孙思邈耐心地又按了好几处，病人一直在摇头。当他按到小腿的一个地方时，病人突然叫了起来："阿——是——是这儿！"

孙思邈于是就将银针从这儿扎了下去。

病人痛苦的面容终于舒展了，他抹了抹满头的大汗说："先生，您这一针可真灵呀！针一进，我浑身一麻，就不疼啦！"他抬头瞧了瞧扎针的部位，好奇地问："先生，这叫啥穴呀？怎么针一进，疼就止住了呢？"

孙思邈心想，这个地方不是古书上记载的穴位，想了想，笑哈哈地说："你刚才不是说'阿——是——'吗？这就叫'阿是穴'！"

此后，阿是穴的叫法便流传下来了。

读者可以从这些故事中了解中医、了解针灸，认识到中医就是这样一点一滴积累起来的。经过了两千多年的实践、积累和发展，它不是伪科学，而是我国的优秀传统文化，值得我们去学习、去继承、去发扬。所以，建议读者先读一些中医历史、文化和励志类书，如《中医原来这么有趣》《千古中医故事》《读图时代——符号中国之中医》《享受中医》《中医大趋势》《中医药文化精粹》等，这些书会让我们发现中医是多么有趣，是多么博大精深，是多么有效而实用。这些书会让我们逐渐爱上中医，也会爱上针灸。

二、注重学习方法，磨刀不误砍柴工

中医既是一门实践性很强的学科，又是一门理论性很强的学科。国家对中医教育的要求是重经典、通人文、早实践、多临床。理解、记忆、实践是学习中医的三部曲，我们要从这三个方面着手，提高中医的学习能力，提高临床诊疗能力。

（一）通人文读经典，方可理解中医

中医文化扎根于中国传统文化之中，我们要多学习中国传统文化，如汉字文化、《易经》文化、道家文化等，以帮助我们理解中医文化，学习中医经典。读《黄帝内经》《伤寒杂病论》等经典，学习名医经验，就是站在巨人的肩膀上学习中医，能帮助我们真正理解中医。举两个例说明。

例 1.2：醫字解

北京中医药大学曲黎敏教授写的《从字到人》一书，很有启发性。如："医"字的小篆如图。

——左上方是个"匚"(fang)，古代画方的工具，意为方正、规矩。就是医学首先是医理的问题。"匚"里面是一个"矢"，有两种说法：第一种"矢"为箭，代表受了外伤；第二种"矢"代表中医常用的针灸。

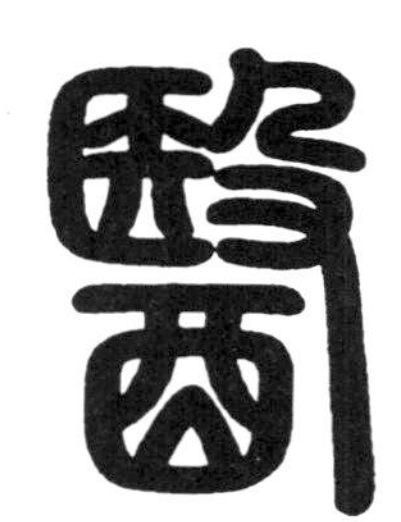

——"医"字上面的右边是个"殳"(shu)。"殳"字也有两种说法：一为它是古代的一种武器，病就像魔鬼一样，需要用兵器跟它交战；另外一种说法是，"殳"字上边是一个回纹，即水流的样子，底下是一只手，人手在水里摸东西，实际是代表按摩的意思。按摩在中医中是一种最基本的治病方法，一般表层的病基本上可以用按摩的方法解决；当病进入到深一层的经络后就要用针刺；再深入到五脏后就要用药石了。

所以，"医"字整个上半部不仅涵盖了医理，还涵盖了按摩、针灸等治疗手段。

——"医"的下半部分有两种写法，一种是个"酉"字。

酉其实就是酒，中医里讲"酒为百药之长"，人类最初用到的药中就有酒。

"医"字另一种写法下面是"巫"，这就涉及医学起源的问题。

"医"字由匚、矢、殳、酉(或巫)这几个字有机组合而成，有医理、有针灸、有按摩，还有药(酒)，或者是有巫，从文化的视角上体现了古代医学手段的多样性和对疾病的态度，可谓独具匠心。

例 1.3：人中穴

中医有个穴位叫"人中"，这是个急救穴，当病人昏迷时，可指掐人中，帮助病人苏醒过来。人中穴在哪里呢？

如果顾名思义，是不是在人体的正中，肚脐附近呢？非也。人中穴在鼻唇沟中，上三分之一与下三分之二交界处。那么我们就要问，为什么会在这里呢？刘力红教授在《思考中医》中有深刻的解读，这与中国《易经》文化有关，人体有九窍，以鼻唇沟为分界线，上有两只眼睛，两只耳朵，两个鼻孔；下有一张嘴，一个前阴，一个后阴。这样的布局，从形上刚好是一个"泰卦"格局。"泰卦"呈现的是天地气交，万物祥和之象，有一个成语"国泰民安"就是形容一种很好的社会状态。人中者，天在上，地在下，人在其中矣。天食人以五气，从鼻而入，地食人以五味，从口而入，鼻唇沟为鼻与口的连接

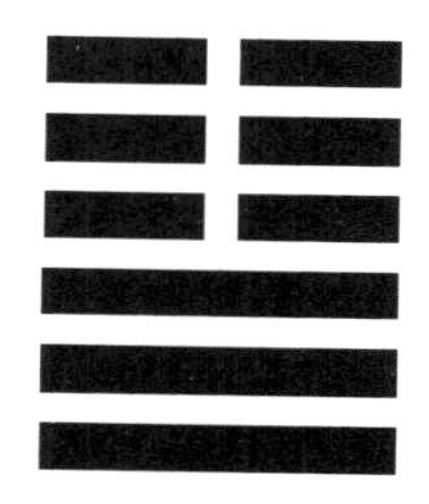

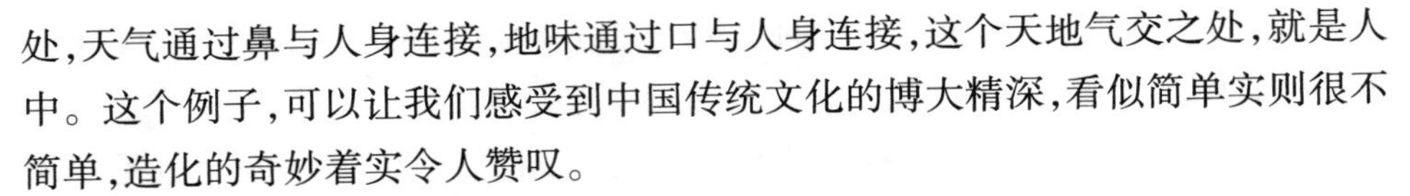

处，天气通过鼻与人身连接，地味通过口与人身连接，这个天地气交之处，就是人中。这个例子，可以让我们感受到中国传统文化的博大精深，看似简单实则很不简单，造化的奇妙着实令人赞叹。

（二）记忆有窍门，不可死记硬背

我们在学习中医时，通常会遇到一个苦恼的问题，那就是需要记很多的中医基础理论、中药、方剂、穴位，等等。记忆是有方法的，我们要学会如何有效记忆，提高记忆能力。

请你想一想，你是怎么记这些内容的？你是否怀疑过自己的记忆力不行？

实际上，我们不用怀疑自己的记忆力，提高记忆能力和记忆品质是有窍门的，只要方法得当，你会发现自己的记忆力一点都不差。

世界记忆冠军王峰5分钟记3555个二进制数、480个数字，24.22秒记住一副杂乱无章的扑克。中国最早的两位记忆大师张杰、王茂华，2天记住1000个四级英语单词，3天内记《孙子兵法》，4天记住《道德经》（81章，5582字），王茂华指导广州中医药大学的学生在6~10天内把《黄帝内经》4000字的精选部分记熟背诵。

值得注意的是，这些记忆大师的记忆能力都不是天生就有的，都是通过一定的训练而得到了快速提高。我们通过学习，掌握了科学的方法，在短时间内记住圆周率100位、200位都是很容易的，记住《黄帝内经》选篇20多篇、100多首方剂、200多个重要腧穴、100余种病证的针灸处方都是容易做到的。本书就是想教给你记忆的方法，帮助你更好地理解针灸、记忆针灸，以便更好地应用针灸、发扬针灸。

（三）实践出真知，敢于临床实践

“纸上得来终觉浅，绝知此事要躬行”，诗人陆游之感，同样适用于学习中医。中医具有简便廉效的特点，许多方面均可边学边用，及时进行临床实践，学以致用。如学了中基、中诊就能诊断病证，学了中药与方剂就能处方，学了针灸、推拿就会操作治疗。笔者教学非常注重培养学生学习方法和学习兴趣，提倡做中学，重视实践，鼓励学生在学习针灸推拿时利用课余时间给老师、同学免费推拿、拔罐等，学生们在运动会等各种活动中大显身手，深受师生欢迎。

如此，大家已经走在了通向中医的星光大道之上。

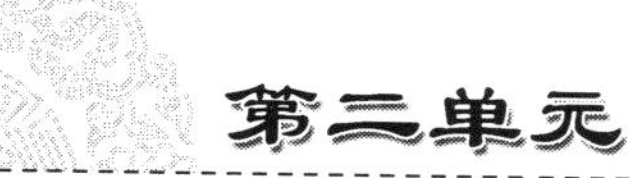

第二单元

大道至简，揭开记忆术的神秘面纱

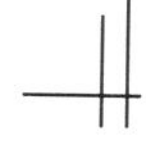

记忆是有窍门的，下面我们来揭开记忆术的神秘面纱。

一、记忆术简介

记忆，顾名思义，就是记而忆，要能识别，记得住，想得起。记忆是大脑系统活动的过程，一般可分为识记（编码）、保持（存储）、重现（提取）三个阶段。

人们探索出了帮助记忆的方法，这些助记的方法，称为记忆术。记忆术包括记法和忆法，即材料格式化和大脑格式化。

（一）记的方法——材料格式化

就是把材料转化成好记的形式，主要有转化法、联结法等。

1. 转化

就是把抽象的材料转化成具体而形象的材料。

科学界普遍认为，人类形象思维和形象记忆的发生、发展远远早于抽象思维和抽象记忆，所以人类形象记忆的能力非常强大，形象记忆的效率非常高。比如，我们曾经到过某一个地方，可能去的时候并没有刻意去记住什么，但是我们总能形象地回忆起这些地方的物品和所经历的事情。

再如，数字比较抽象难记，我们可以把数字转化为形象之物，就能帮助我们快速记忆。如记 68793711，可分解记忆，数字 68 可用“喇叭”代替，数字 79 用“气球”来代替，数字 37 用“山鸡”来代替，数字 11 用“筷子”来代替，再加上联想，就可记为用“喇叭”吹“气球”，“山鸡”拿“筷子”来把它刺破了。这样就把一串抽象的数字，转化为一幅生动的图画，使我们一下就记住了，而且久久不能忘记。这种方法刚开始的时候可能觉得烦琐，但等到我们后面学习了数字编码之后，这一切将变得轻松而愉快！

例 2.1：五方、五行、五畜的记忆

据《黄帝内经》载，五方、五行、五畜有对应关系，即“东方属木，其畜为鸡；南方属火，其畜为羊；西方属金，其畜为马；北方属水，其畜为猪；中原属土，其畜为牛”，如果死记文字，总是混淆。我们可以按照古代方位：上南下北、左东右西的方位关

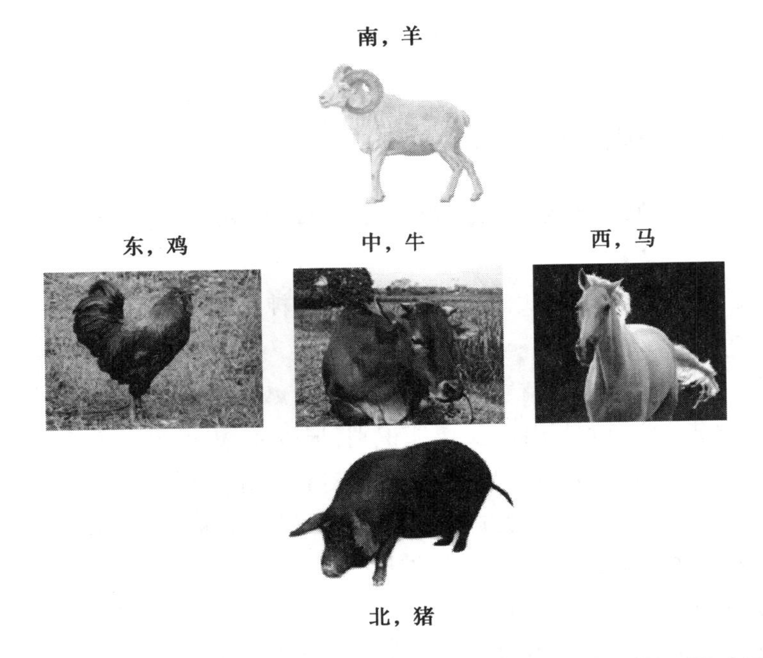

系，将所记内容转化为一幅画，这样就能帮助我们形象记忆，甚至是过目不忘。

2. 联结

就是把要记忆的东西联结起来，形成记忆链条。如记“中原属土，其色黄，其果为枣，其畜为牛”，可记为“中原的黄牛吃枣”，这样就把需记的东西联结起来，形成记忆链条。

（二）忆的方法——大脑格式化

就是在大脑里面建立记忆仓库或记忆抽屉，用来有序地存储记忆。序化的过程，就是将需要记的材料有序地存储起来，便于按需回忆起所记的内容。

古希腊、古罗马时代叫场所，现在多叫桩子、定桩、挂钩等。

1. 数字记忆仓库

将需记的材料依次放在有序的数字抽屉里，需要时可以快捷而准确地进行提取记忆内容。如可将数字00~99形象化（参见书末附录三），将需记内容通过联结依次放到数字仓库里，实现记忆内容的有序化。

2. 地点记忆仓库

将日常生活中熟悉的地点整理一下，形成有序地点组合，将需记内容依次放在这些地点上，记忆效果也不错。

总之，记忆术根据人的大脑思维特点，遵循记忆规律，指导我们综合应用左脑和右脑进行科学记忆，从而提高记忆的品质。记忆术简单易学，行之有效，可广泛用于学习、工作和生活之中。

二、记忆术的法则是什么？

记忆术并不神秘，简单地说，记忆术有三个简单的法则：一是形象生动，二是存放有序，三是适时重复。

（一）形象生动

形象生动，就是通过丰富而奇特的联想，将记忆的材料转化为一幅幅形象生动的画面，形成一个个生动的故事和场景，以帮助记忆。

记与忆要有机地结合起来，才能提高记忆效果。怎样才能使记与忆有机结合起来呢？这就需要我们充分展开想象的翅膀，让我们的思绪飞起来，让我们的五官行动起来，使我们记忆的东西更加形象、更加立体，给我们的刺激更加强烈，记忆才会更加持久。

什么是丰富的想象呢？如问大家，钢笔有什么作用？

我在教学中询问时，多数学生回答的是“写字的”。事实上，考虑到钢笔的大小、数量、材质、形态和所处的环境不同，其作用非常之多。如金笔可以作为贵重的礼物；在遇到人的气道堵塞而无其他适用工具的时候，钢笔可以用来急救，等等。所以，我们要打破平面思考，学会多角度思考问题，培养立体思维能力。

例 2. 2：记下列一组材料：大家先记 30 秒，看能有序地记住多少

桌子、历史、火车、打火机、猪、铅笔、肺主气、衣服、泥巴、纸

下面，我们展开想象的翅膀，让思绪飞起来，让这些东西动起来，试一下：

如想象：我们从桌子下拿出一本历史书，突然，从历史书里开出一列火车，呼一下向前冲，碰到一大堆打火机，砰的一声爆炸了，一只猪被炸得飞起来，落下来掉在了一支铅笔上，刺到肺出不了气，有人赶快用衣服抱它跑去医院，结果摔到稀泥巴上，就用纸来擦。

然后再强化记忆内容：桌子下拿出一本历史书——桌子、历史；呼一下向前冲，碰到一大堆打火机，砰的一声爆炸了，一只猪被炸飞起来——火车、打火机、猪；掉在哪里——铅笔，结果被刺破了肺出不了气——肺主气；用什么包起来——衣服，掉进了泥巴上，用纸来擦——泥巴、纸。这样就把杂乱无章的内容，通过形象生动的故事情节，像放电影一样把它们串起来，易于记忆。

例 2. 3：记肺经的五输穴：少商、鱼际、太渊、经渠、尺泽

第一步:转化记忆材料,使抽象的变为形象的,陌生的变为熟悉的。

肺经——肥鲸;少商——年轻的商人;鱼际——鱼机(鱼形的飞机);太渊——太原(虽然抽象,但很熟悉易回忆);经渠——井渠;尺泽——池子。

第二步:把转化后的记忆材料通过奇特的联想串起来,进行序化。

有一条肥鲸,嘴里吐出一个商人,冲上了一座鱼形的飞机,在太原掉下来了,刚好掉进了一个井渠里,流到了池子里。

第三步:在生动的画面里再现原始的记忆材料。

在想象画面里回忆:肥鲸——肺经;年轻的商人——少商;鱼形的飞机——鱼际;太原——太渊;井渠——经渠;池子——尺泽。

(二)存放有序

存放有序,就是进行合理的分类,把所记的东西有序地挂在一个个数字上或放在一个个地点上。如地点桩和数字桩记忆法就是典型的例子,我们将在下一单元学习这两种记忆术。

(三)适时重复

遗忘是不可避免的,德国心理学家艾宾浩斯总结了遗忘的规律。他认为遗忘速度最快的区段是 20 分钟、1 小时、24 小时,分别遗忘 41.8%、55.8%、66.3%;2~31 天遗忘率稳定在 72%~79%之间;遗忘的速度是先快后慢,所以复习的最佳时间是记材料后的 1~24 小时,最晚不超过 2 天,在这个区段内稍加复习即可恢复记忆。过了这个时段因已遗忘了材料的 72%以上,复习起来就“事倍功半”。

所以,要保持记忆,我们复习要抓住 4 个“1”,即要在 1 小时、1 天、1 周、1 月内进行必要的复习回忆,尽可能地减少遗忘量,提高记忆效果。

至此,我们了解了记忆术,了解了形象生动、有序存放和适时重复的记忆法则。大道至简,这些法则为我们开启了记忆和智慧的大门。

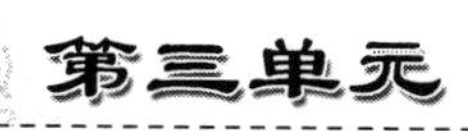

第三单元

有序记忆,数字桩和地点桩记忆法

通过前面的讨论,我们知道形象生动、有序存放、适时重复是记忆的三个法则。其中,有序存放能使记忆更加准确、记忆更加持久。

有什么方法帮助我们有序存放呢?下面,我们学习数字桩和地点桩记忆法。

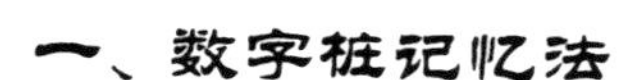

一、数字桩记忆法

（一）理想的有序桩子——自然数

自然数从小到大，顺序井然，人人皆知，顺数、倒数均可轻松完成，这是理想的记忆桩子。如 1~99，再加 00、01~09、0 共有 110 个数字桩，如果每个数字作为一个桩子，每次每个桩子记 1 个内容，那就可以有序地记忆 110 个内容。

（二）数字桩形象化——数字编码

数字是较为抽象的，为了便于记忆，需要先将抽象数字转化为形象物体，转化的物体一是要注意谐音，二是要在生活中熟悉易回忆，三是相互间特征要明显而易于区分。

1. 数字编码参考

每位读者朋友可以根据自己的生活经历，编制自己的数字编码。

如“1”可以编码为“一棵树”，“11”可以编码为“一双筷子”，“21”可以用其谐音编码为“鳄鱼”；“31”可以编码为“山药”；“41”编码为“司仪”；“51”其音五一可编码为“工人”；“61”编码为“儿童”。依此类推。

在编码时需遵循几个原则，一是形象、具体、生动，尽量选用色、香、味、形较奇特的物体，不能用抽象或概念性术语；二是自己熟悉，印象深刻，一看到数字就想到编码的事物；三是各个数字编码不能重复，易于区分。

笔者参考了多家记忆培训机构的推荐方案，同时结合自己的体会，列出了 110 个数字编码，请参见本书附录三。

2. 数字编码练习

例 3. 1：记脏腑经脉气血流注顺序

十二经脉流注顺序：肺→大肠→胃→脾→心→小肠→膀胱→肾→心包→三焦→胆→肝→肺（循环流注）

为便于记忆，用数字顺序表达为：

1. 肺；2. 大肠；3. 胃；4. 脾；5. 心；6. 小肠；7. 膀胱；8. 肾；9. 心包；10. 三焦；11. 胆；12. 肝

第一步：建立数字桩，数字 1~12。

第二步：将记忆物形象化，如肺——狒狒；胃——卫士；三焦——山腰等。

第三步：展开想象的翅膀（调动所有感观，形成奇象），将需记的脏腑与数字桩子钩在一起：

序号	数字钩	经脉	挂钩联想
1	树	肺	树上有只狒狒(冲我笑)
2	鸭子	大肠	鸭子大肠烫火锅(好吃)
3	耳朵	胃	耳朵里有个卫士(痒啊)
4	红旗	脾	红旗插在肚皮上(好难受)
5	钩子	心	钩子钩住心脏(好痛好痛)
6	勺子	小肠	勺子上缠着小肠(很滑溜)
7	拐杖	膀胱	拐杖拄在光地上,砰咣一声摔了一跤(快扶起来)
8	葫芦	肾	葫芦里有什么?剩汤(酸臭的)
9	酒	心包	酒在新包碎了(好大的酒香味)
10	棒球	三焦	棒球打到了山腰(滚得飞快)
11	筷子	胆	筷子夹起一个苦胆(味道太苦了)
12	幺儿	肝	幺儿喜欢吹猪肝(美味)

第四步:巩固回忆。如问第十条经脉是什么?“10”为“棒球”,“棒球”怎么了,哦打到“山腰”去了,所以第十条经脉是“三焦经”。换一种方式,如问肾经是第几条经脉?从“肾”想到“剩汤”,“剩汤”装在“葫芦”里,“葫芦”是“8”的编码,所以肾经是第八条经脉。

二、地点桩记忆法

(一)地点桩的选择

地点桩记忆法是用我们熟悉的地点来帮助记忆。在记忆时,把我们要记忆的内容放在一个个地点上,通过联想将地点和需记的内容联结起来。在需要时,就可以按地点提取记忆内容。

地点桩的选取要遵循很熟悉、有顺序、易区分的原则。

一是要很熟悉。我们要从熟悉的环境中找地点桩,比如说我们的家庭、学校、工作的单位等。因为我们对这些环境非常熟悉,只要稍加强化,就能轻松地回忆起这些地方的环境特征,而且某些场景还会有情感上的感触与体悟,这些情感可以大大提升记忆效率和效果。

二是要有顺序。我们可以按照顺时针或者逆时针的顺序找地点桩,这样的地点桩天然具备了顺序的属性。比如在教室里找地点桩，可以选“走道→教室前门→讲台→黑板→外窗户→教室外面”这样的桩子，熟悉而有序，各地点倒背如流，易于忆起。

三是要易区分。选择的地点桩要位置适中、特征突出、形式多样（形状、大小、颜色等）的地点，这样才有较大的区分度。如在教室中选择地点桩，如果第一个地点桩为走道，下一个地点为教室后门，这两个地点，位置跨度太大，而且忽略了教室里有很多有特征的地点，在回忆时就容易出错。同样，如果将教室里的一个个座椅作为地点桩，因为容易混淆也不适用。

（二）地点桩实例

例 3. 2：记忆胃经五输穴

第一步：找地点桩

选择你非常熟悉的地方，能沿着一定的顺序前进，一路上有许多明显的易区分的标志，这就是桩子。

选桩子要有层次感、有区分度、距离基本相当。如每天上班的路，你家里的布局，办公室的布局等。

如经常上课的地点，比较熟悉，对“教室门外的走道→教室前门→讲台→黑板→窗户→教室外”比较熟悉，能顺背、倒背，且顺序不会记错，这就是理想的地点桩。

第二步：记忆物挂钩

一是要将所记内容形象化，即变抽象为具体，这需要充分想象。如要记胃经的五输穴：厉兑、内庭、陷谷、解溪、足三里。可依次转换为：卫士、泥堆、亭子、谷子、小溪、蒜泥。

二是将记忆物挂钩在地点桩上：

教室走道	→教室前门	→讲台	→黑板	→窗户	→教室外
胃经	厉兑	内庭	陷谷	解溪	足三里
卫士	泥堆	亭子	谷子	小溪	蒜泥
走道上有个卫士，不准我进，我给他看了听课证，才准进来	泥堆把教室门堵住了，我一脚把泥堆踢开才进了门	看见讲台有一个彩色的亭子，我登上亭子乘凉	黑板上挂着许多谷子，我用手去拿，结果谷子陷进去了，拿不出来	窗户上看见一条小溪在流水，里面的水真凉快	教室外有人碾蒜泥，好香呀

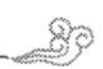

三是反复记忆，并还原记忆物：走道有？卫士——胃（记住是胃经的五输穴）；教室门口有什么？泥堆——厉兑；讲台上有？亭子——内庭；黑板上有？谷子——陷谷；窗户上看见？小溪——解溪；教室外有什么？蒜泥——足三里。

例3.3：记忆《黄帝内经》上古天真论篇中之经典

"虚邪贼风，避之有时，恬惔虚无，真气从之，精神内守，病安从来"

教室走道	→教室前门	→讲台	→黑板	→窗户	→教室外
虚邪贼风	避之有时	恬惔虚无	真气从之	精神内守	病安从来
（门外有）虚邪贼风	（门关了）避之有时	（在讲台上吃着）甜蛋叙吾（故事）	（黑板）蒸汽（蒸）虫子	精神（病人在窗户）内守	（教室外的）病案重（新拿）来

三、数字桩和地点桩结合

例3.4：记圆周率前20位：3.1415，9265，3589，7932，3846

地点桩仍沿用前面教室地点。

→教室门	→讲台	→黑板	→窗户	→教室外
1415	9265	3589	7932	3846
（门前）钥匙挂在月亮上	（讲台）球儿敲打着锣鼓	（黑板）珊瑚上长了芭蕉树	（窗户）飘着气球下挂着扇儿	（教室外有位）妇女吃石榴

四、其他定桩法

数字桩和地点桩，它的实质是帮助我们找到记忆的载体，使我们的记忆更加有序，便于回忆。

触类旁通，类似的定桩方法还有很多，如字母桩、身体桩、唐诗桩、穴位桩。字母桩是用26个有序的字母作为桩子，身体桩是借助身体从上到下或从下到上的有序部位作为桩子，唐诗桩是借助唐诗中逐句的事物作为桩子，穴位桩是将人体361个穴位作为桩子。

不管是什么作桩子，桩子必须具备三个条件：一是要有序；二是要有区分度、不易混淆；三是要熟悉、最好能倒背如流。我们也可以根据这三个条件来选择适合自己的记忆桩。

通过学习,有的读者会觉得,一会儿数字桩,一会儿地点桩,一会儿又字母桩,这样转换过来转换过去,还不如直接记忆。读者开始有这样的感觉和认识是正常的。但熟能生巧,当我们熟练应用到一定的程度或者需要记忆大量内容的时候,它的优势就会显现出来了。如记忆 54 张扑克牌,到时只需快速浏览一遍就可以记住,而且可以说出任意一张牌在哪一个位置或是在哪个位置是哪张牌。用这样的方法,记穴位、方剂,背中医经典,就会记得又快又准。

第四单元

记无定法,多种记忆法综合应用

我们学习了数字桩、地点桩等定桩记忆法。下面我们接着来学习其他的记忆方法。这些方法读者平常也在应用,我们来进行系统地学习和总结。

一、归纳对比记忆法

根据某个相同或相似的属性,把相关联的内容归纳起来,通过对比分析进行记忆。

这种记忆法是在充分理解的基础上,通过系统整理和归纳,找出相同或相似点,找出区分点,以便于抓住特征进行记忆,提高记忆效果。学习时,我们提倡多用这种方法。

(一) 经络

例 4. 1:经脉在人体的纵向分布顺序记忆

十二经脉从前正中线向两边分布,经脉分布的一般顺序为:任脉→肾经(胸部 2 寸,腹部 0. 5 寸)→胃经(胸部 4 寸,腹部 2 寸)→脾经(胸部 6 寸,腹部 4 寸)→肝经→胆经→膀胱经(第一侧线距后正中线 1. 5 寸,第二侧线距后正中线 3 寸)→督脉。

例 4. 2:与耳密切联系的经络记忆

与耳联系较密切的经络 (少阳经和太阳经):

手少阳三焦经:……其支者……上项,系耳后,直上出耳上角……其支者:从耳后入耳中,出走耳前,过客主人;

足少阳胆经:……其支者……从耳后,入耳中,出走耳前,至目锐眦后;

足太阳膀胱经:其支者,从巅至耳上角。

足阳明胃经:上耳前。

三焦经和胆经与耳的联系易混淆,可用四川话的一个口头禅记为"焦人得很"(记不住心里很着急),焦,三焦经;人,过客主人。

例 4.3:与齿联系的经脉记忆

与齿联系的经脉:大肠经入下齿中,挟口交叉至鼻翼旁(迎香穴);胃经,"入上齿中""循颊车"等。

例 4.4:与舌相联系的经脉记忆

肾经:"循喉咙,挟舌本";

脾经:"……挟咽,连舌本,散舌下……"

(二)腧穴定位

例 4.5:腧穴定位之骨度分寸记忆

常用的骨度分寸通过分部位归纳整理,便于记忆,如下。

(1)横量:头胸肩 986。

(2)竖量:头 3,12;上肢上下 9,12;腋肋髀枢 12,9;下肢前面 18,13,3;后面 19,16,3;胸腹 985(天、剑、脐、耻);腰背 21 椎全。

因是数字,可运用数字密码与联想法记忆:

头上顶着一瓶酒,幺儿拿去喝,醉得耳朵红了。

肩上用勺子当扁担,挑着一瓶酒,前臂抱着幺儿。

胸部横挂着一个十字架,宽 8 寸,长 9 寸,下面吊着一钩子。

下肢前面贴着许多百元大钞,请医生来治耳朵;下脚后面放着挂着一瓶药酒,上面插着一朵玫瑰,里面泡的是耳朵。背上背着一只鳄鱼。

例 4.6:背俞穴定位记忆

通过分析,背俞穴都在膀胱线第一侧线上,距后正中线 1.5 寸,只需记忆其上下位置即可,可用对比记忆法。

胸椎 1~7,大风肺阴心督膈(大风会赢心都给,大杼、风门、肺、厥阴、心、督、膈俞);(第 8 椎外无穴)。

胸椎 9~12:肝胆脾胃俞。

腰椎 1~5:三肾气大关元(三神去大观园,三焦俞、肾俞、气海俞、大肠俞、关元俞)。

骶 1~2:赏光(小肠俞、膀胱俞)。

例 4.7:腹部腧穴定位记忆

腹部经脉:前正中线依次旁开 0.5、2、4 寸为:肾、胃、脾。记忆腹部腧穴可以肚脐为中心,分经对比记忆。

(1)任脉在腹部的腧穴定位

下腹部:曲骨、中极、关元、石门、气海(1.5 寸)、阴交,依次为肚脐下:5 寸、4 寸、3 寸、2 寸、(1.5)寸、1 寸。可谐音记为:曲终关门吾气倒。联想了去听戏曲,但曲终了,门关了,我气倒了。

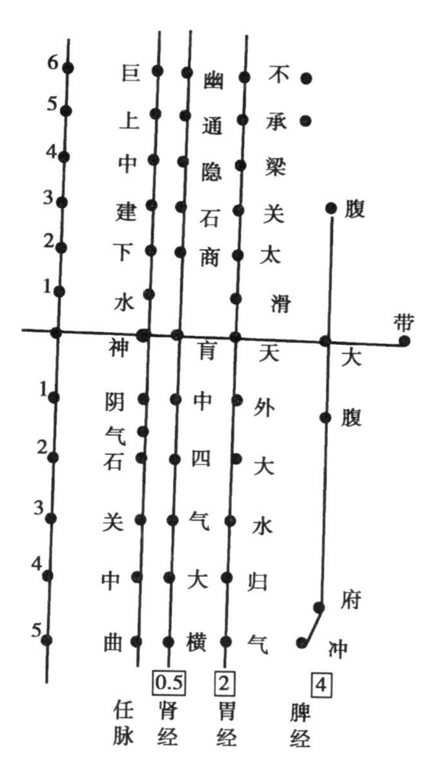

上腹部:肚脐水平线以上 7 个腧穴:水分、下脘、建里、中脘、上脘、巨阙、鸠尾。通过分析,这七个腧穴均在正中线旁开 2 寸的胃经上,从肚脐往上,依次是 1 寸、2 寸、3 寸、4 寸、5 寸、6 寸,(胸剑结合部下 1 寸);依次取 7 个腧穴的第一个字连起来:"水下建中上巨委"。可以联想:"水下溅钟上",一滴泪水落下来,溅到钟上面,巨大的委屈。

任脉腧穴从下往上,可串记为:任性,曲终关门吾气倒,(泪)水下溅钟上,巨委。

(2)肾经在腹部腧穴定位

上腹部 5 个腧穴:商曲、石关、阴都、腹通谷、幽门,依次为 23456 寸,各取一个字,可为"曲径都通幽",有一个成语为"曲径通幽",中间加上一个"都"字即成。可以想象一个非常幽静的花园,里面的路都是小石头铺成的。"曲"即"商曲","径"即小石头铺成的路,联想到"石关","都"即"阴都","通"即"腹通谷","幽"即"幽门"。还可进一步联想:古代的行政规划是"四邑为一都",即现在的"四县为一市","都市""成都"的"都"字就是这个意思,刚好"阴都"穴就在脐上 4 寸。

下腹部:横骨、大赫、气交、四满、中注,依次为距肚脐 54321 寸。可取谐音记为:横大气满足[很大气,(要)满足]。

肾经在腹部腧穴从下往上,适当变通一下串记为:(肾)很大气,四种曲径都通幽。

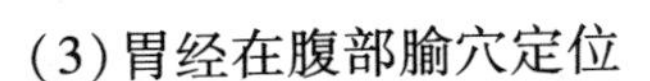

(3)胃经在腹部腧穴定位

上腹部:从上往下为不容、承满、梁门、关门、太乙、滑肉门,依次为6寸、5寸、4寸、3寸、2寸、1寸。可简记为:不满梁门太滑肉(不满粮门太花肉——胃里如果不满足粮食,就会很花肉)。

下腹部:从上往下为天枢、外陵、大巨、水道、归来、气冲,依次为0寸、1寸、2寸、3寸、4寸、5寸,简记为:天外大水来冲。

胃经在腹部的腧穴,从上往下定位可串记为:不满梁门太滑肉,天外大水来冲(胃经如果不满粮门就太花肉了,天外的大水来冲)。

例4.8:分段定位的腧穴定位记忆

环跳:当股骨大转子最凸点与骶管裂孔连线的外三分之一与中三分之一交点处,类似定位还有涌泉穴、人中、球后穴等穴。

涌泉:肾经,约当第2、3趾趾缝纹头端与足跟连线的前1/3与后2/3交点上。

人中:督脉,当人中沟的上1/3与中1/3交点处。

球后:经外奇穴,在面部,当眶下缘外四分之一与内四分之三交界处。

上述可简记为:外三环路上人往前涌,去看四个外国球员。

顶颞前斜线:前神聪——悬厘;治瘫痪;分5段,上1/5、中2/5、下2/5,依次治对侧的下肢、上肢、头面部。(倒置)

顶颞后斜线:百会——曲鬓;治感觉异常;分5段,上1/5、中2/5、下2/5,依次治对侧的下肢、上肢、头面部。(倒置)

注:顶颞前后斜线定位及主治可简记为:神选百曲分五段治瘫痛,神仙选了百首曲子分五段治瘫痪和疼痛。

例4.9:腧穴定位尺寸对比记忆法

(1)关于2寸的腧穴

手三里(大肠经):阳溪与曲池连线上,肘横纹下2寸,治急性腰扭伤等。

血海(脾经):屈膝,在大腿内侧,髌底内侧端上2寸,当股四头肌内侧头的隆起处。

梁丘(胃经):胃经郄穴,屈膝,大腿前面,当髂前上棘与髌底外侧端的连线上,髌底上2寸。

内关(心包经):腕横纹上2寸,掌长肌腱与桡侧腕屈肌腱之间。

外关(三焦经):腕背横纹上2寸,尺骨与桡骨之间。

另外还有胸、腹部距正中线旁开2寸的经脉及腧穴。

(2)关于3寸的腧穴

三阴交(脾经):内踝高点上3寸,胫骨内侧后缘。

悬钟(胆经):外踝高点上3寸,腓骨前缘。

足三里(胃经):犊鼻下3寸,胫骨前嵴1横指。调脾胃、补气血等。

地机(脾经):当内踝尖与阴陵泉的连线上,阴陵泉下3寸。脾经郄穴,治月经病血证效果好。

关元(任脉):脐下3寸。调理冲任要穴,月经不调痛经;温肾培元,阳痿早泄尿痛痛经;回阳救逆,中风脱证;强壮作用,瘦弱;尿道肠炎盆腔炎等(小肠募穴)。

偏历(大肠经):腕横纹上3寸,络穴,治外感头痛等。

关门(胃经):在上腹部,当脐中上3寸,距前正中线2寸。

水道(胃经):在下腹部,当脐中下3寸,距前正中线2寸。

跗阳(胆经):在小腿后面,外踝后,昆仑穴直上3寸。

间使(心包经):在前臂掌侧,当曲泽与大陵连线上,腕横纹上3寸,掌长肌腱与桡侧腕屈肌腱之间。

支沟(三焦经):在前臂背侧,当阳池与肘尖连线上,腕背横纹上3寸,尺骨与桡骨之间。

会宗(三焦经):在前臂背侧,当腕背横纹上3寸,支沟尺侧、尺骨桡侧缘。

百虫窝(经外奇穴):屈膝,在大腿内侧,髌底内侧端上3寸,即血海上1寸。

另外还有膀胱经第二侧线上腧穴。

(三)腧穴归经

记住腧穴归属的经脉,可根据腧穴主治规律为临床选穴提供帮助。但由于腧穴比较多,尤其是相邻的腧穴,如在手足指端、腕部、肘部、肩部、颈部、膝部、踝部等处相邻的腧穴或在同一平面的腧穴等,极易混淆腧穴的归经。

例4.10:记忆神阙、肓俞、天枢、大横等四穴归经

四穴均在肚脐水平线上,神阙、肓俞、天枢、大横依次归属任脉、肾经、胃经、脾经,距正在线依次旁开0.5寸、2寸、4寸。

例4.11:记忆耳门、听宫、听会的归经

三个腧穴均在耳屏前方,从上往下为:耳门、听宫、听会,依次归经:三焦、小肠、胆。可简记为:叫小丹门厅会(叫小丹在门厅相会)。

例4.12:记忆阳溪、阳池、阳谷的归经

三个腧穴均在手腕背横纹上，依次归属于手阳明大肠经、手少阳三焦经、手太阳小肠经。可简记为“鸡吃谷”，“鸡”与“溪”、“吃”与“池”均谐音，联想一只小鸡在吃稻谷，就容易记住了。

例4.13：记忆手指末端腧穴归经及定位特点

在手指末节的腧穴如下，易混淆其在哪个手指的桡侧还是尺侧。通过比较发现，手指末端有6个腧穴，其中关冲和少泽在尺侧，分别在第4、5指，可简记为“45尺关泽”（师傅吃馆子）。

少商（肺经）：在手拇指末节桡侧，距指甲角0.1寸。

商阳（大肠经）：在手食指末节桡侧，距指甲角0.1寸。

中冲（心包经）：在手中指末节尖端中央。

关冲（三焦经）：在手环指末节尺侧，距指甲角0.1寸。

少冲（心经）：在手小指末节桡侧，距指甲角0.1寸。

少泽（小肠经）：在手小指末节尺侧，距指甲角0.1寸。

例4.14：对称腧穴记忆

内关与外关：分属心包经和三焦经，分别在前臂内、外侧中，腕横纹上2寸。

头临泣与足临泣：均为胆经穴，头临泣在头部，当瞳孔直上入前发际0.5寸，神庭与头维连线的中点处；足临泣在位于足背外侧，当足4趾本节（第4趾关节）的后方，小趾伸肌腱的外侧凹陷处。

顶颞前斜线与顶颞后斜线：头穴。

前顶与后顶：分别在百会穴前后各1.5寸处。

中脘与中极：任脉上分别距脐上、下4寸。

蠡沟与光明：分属肝经与胆经，均为络穴，分别在内、外踝上5寸。

血海与梁丘：分属脾经和胃经，分别在膝上内、外2寸。

申脉与照海：分属膀胱经和肾经，在内、外踝下方凹陷中。

昆仑与太溪：分属膀胱经和肾经，在踝内、外侧与跟腱之间等。

（四）腧穴主治作用

例4.15：疗效独特腧穴

转胞胎——至阴；祛痰——丰隆；便秘——支沟；通乳——少泽；咽喉疼痛——少商；除湿——阴陵泉；退热——大椎、曲池；胃痛——梁丘；胃火牙痛——内庭；咯血——孔最；痛经——次髎；发汗——孔最；肝胆犯胃——阳陵泉等。

例 4.16:具有双向调节作用的腧穴

足三里:调节脾胃运化功能(简记为调节胃动力)。

天枢:调节便秘与泄泻。

内关:调节心律失常。

例 4.17:调气作用的腧穴

百会:气机下陷证,如脱肛、阴挺等。

涌泉:气上冲心,如奔豚气。

膈俞:气机失衡,如呃逆等。

公孙:气上冲心,如奔豚气。

气海:补气。

膻中:气会,调气。

脾俞:健脾益气。

关元:补气虚损。

足三里:健脾补气。

(五)刺灸法记忆

例 4.18:针刺补泻手法记忆

通过分析,凡是偏于阴性的用语,如慢、小、弱、轻等的手法为补法,反之为泻法。

针刺补泻手法表

手法名	补法	泻法
提插法	先浅后深、重插轻提,幅度小,频率慢,时间短	(反之)
捻转法	角度小、用力轻、频率慢、时间短	(反之)
平补平泻	得气后用均匀的提插捻转手法	
疾徐法	徐徐插入,快速出针(慢进快出)	(反之)
迎随法	针尖随着经脉循行方向进针(迎而泻之,随而济之)	(反之)
呼吸法	呼气时进针,吸气时出针(呼进吸出)	(反之)
开阖法	出针时按针孔(出而按之)	(反之)

二、图表记忆法

图表能较清晰、直观地呈现相关内容，符合形象记忆，可以帮助学习理解和记忆相关知识。

例 4. 19：E 字图记忆经络系统知识

针灸图谱是学习针灸的必备工具，利用针灸图谱可形象地学习针灸的经络、腧穴等内容，记忆效果好，学习效率高。同时，也可以根据记忆内容，制作简图或简表来帮助记忆。

十二经脉气血流注图

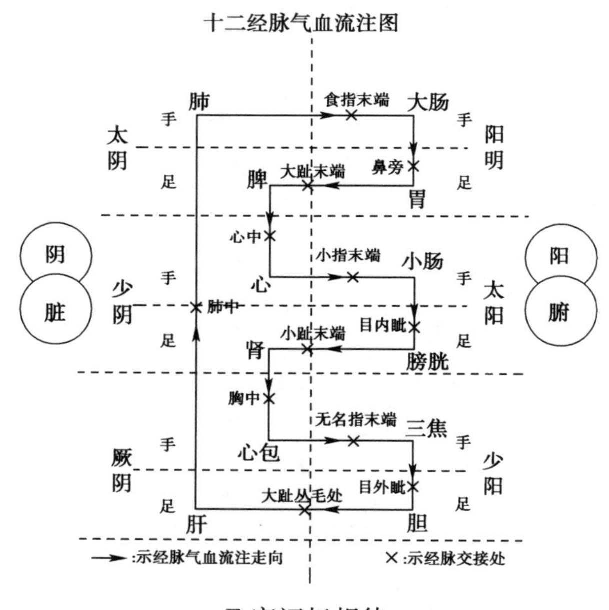

E 字记忆规律

这个大写的 E 字，基本上可以反映十二经脉的名称、走向、交接、气血流注规律。

①各脏流注顺序：阴脏顺序，肺脾心肾心包肝（从 E 字上端，从上到下，刚好填完 E 字左边的拐点）；阳腑顺序，为在同一水平线上与阴经相表里之腑。

②交接规律，E 字最左边，系阴经与阴经（脏与脏）交接处，依次为心、肺、胸；E 字中间，系相表里的阴经与阳经交接处，从上往下依次为：食（指）大（趾）小小无毛（215521）；E 字最右边，系同名的手足阳经（腑与脏）交接处，依次为：鼻（旁）、目内、外（眦）。

例 4. 20：经络系统组成图示

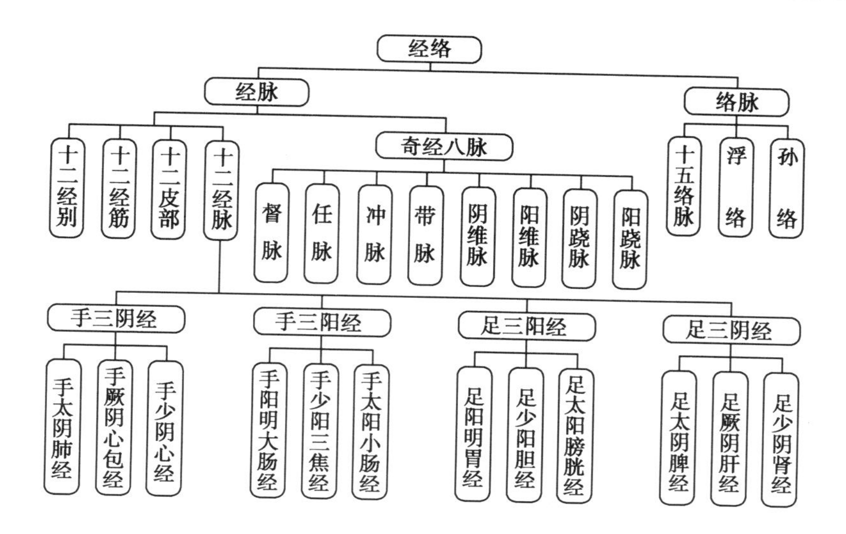

三、顺口溜记忆法

主要是将所记材料的关键词中的某些字，然后适当加减，形成了一段比较熟悉的，有一定意境的顺口溜，以帮助记忆。

此法应用的前提是要熟悉、理解记忆内容，关键是要能将简化的内容还原，故要放在特定的环境里理解。

例 4.21：记八卦形态

顺口溜：乾三连，坤六断，震仰盂，艮覆碗，离中虚，坎中满，兑上缺，巽下断。

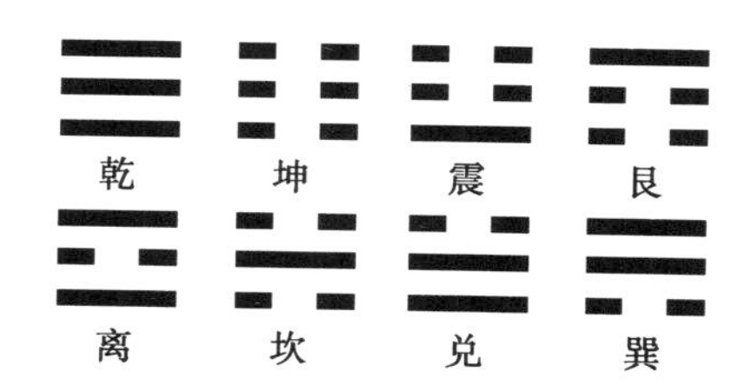

例 4.22：记十四经脉的腧穴数：11204521919672792344142429。（按经脉流注顺序）

简记拆分为：1120452，1919，67279，234，414，2429

顺口溜：1120 是吾儿，要酒要酒，怒气儿气走，儿先思，思一思，儿思儿走。

还原的办法是第一个 9 和第三个 9 分别是心经和心包经，腧穴个数为单数，其余为双数。

肺	大肠	胃	脾	心	小肠	膀胱	肾	心包	三焦	胆	肝	任脉	督脉
11	20	45	21	9	19	67	27	9	23	44	14	24	29

例 4.23:记大肠经五输穴和原穴

商阳、二间、三间、合谷、阳溪、曲池。

顺口溜:山羊二三只,河谷羊稀少,去吃草。

例 4.24:记便秘的针灸主穴

天枢、支沟、水道、归来、丰隆。

顺口溜:便秘支水来枢通。

还原为:通过调换顺序:支沟、水道、归来、天枢、丰隆,各穴取一个字,即支水来枢隆。

四、闪光点记忆法

根据每个人的生活经历和学识情况,可能对某些内容比较敏感,看了以后就会产生深刻印象,容易记住相关内容。

例 4.25:记胆经的募穴是日月,络穴是光明

闪光点:"胆"字内有"日月",左右挪(络)一下就是"明"。

五、预防针记忆法

有些知识由于其名称等原因,容易产生混淆,在记忆时对易混淆的知识点进行"不是什么"之类的强化,为今后的理解和记忆打预防针,使记忆内容准确。

例 4.26:记手三里的定位

大肠经,在阳溪与曲池连线上,肘横纹下 2 寸,治急性腰扭伤等。

预防出错:记忆时强化"手三里不在三里在二里"。

例 4.27:记尺泽的定位

肺经,在肘横纹中,肱二头肌腱桡侧缘。

预防出错:记忆时强化,"尺泽不在尺侧而在桡侧",可预防记为在肱二头肌腱尺侧缘。而曲泽在肱二头肌腱尺侧缘。

六、歌诀记忆法

歌诀是前人为了便于学习和记忆,总结出的歌诀。

例4.28:针灸歌诀

如“下合穴歌”“四总穴歌”等,读起来朗朗上口,而且所记内容比较准确,针灸学习者可尽量多记针灸歌诀。

下合穴歌

胃经下合三里乡,上下巨虚大小肠,

膀胱当合委中穴,三焦下合属委阳,

胆经之合阳陵泉,腑病用之效必彰。

四总穴歌

肚腹三里留,腰背委中求,

头项寻列缺,面口合谷收。

上面我们讲解了几种常用记忆法,每种方法使用的前提是要对内容充分理解、熟悉之后方可使用。方法很多,法无定法,只要我们用心,就能“辨证论治”,根据不同的内容找到适用的方法。

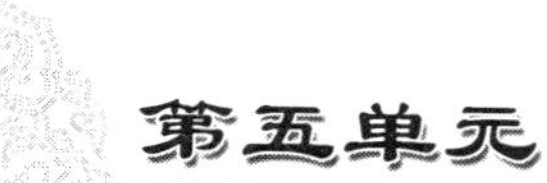

第五单元

学以致用,量身定制记忆方案

理解、记忆和实践是学习中医的三部曲,不管记忆什么内容,首先应熟悉、理解,然后再综合各种记忆方法把主要内容记住。应该注意的是,记忆不能机械地死记硬背,一般情况下不需要一字不差地背诵,能记其理解意义的,先可记住其理解意义。

下面,我们结合实例,讲解如何综合应用多种记忆方法进行记忆。

五输穴是针灸的重要内容,是临床的常用穴位,是子午流注针法的主要穴位,也是中医执业医师资格考试必考内容。

(一)五输穴及原穴内容

1. 六阴经五输穴及原穴表

六阴经	井(木)	荥(火)	输(土)原穴	经(金)	合(水)
肺(金)	少商	鱼际	太渊	经渠	尺泽
肾(水)	涌泉	然谷	太溪	复溜	阴谷

续表

六阴经	井(木)	荥(火)	输(土)原穴	经(金)	合(水)
肝(木)	大敦	行间	太冲	中封	曲泉
心(火)	少冲	少府	神门	灵道	少海
脾(土)	隐白	大都	太白	商丘	阴陵泉
心包(相火)	中冲	劳宫	大陵	间使	曲泽

2. 六阳经五输穴及原穴表

六阳经	井(金)	荥(水)	输(木)	原穴	经(火)	合(土)
大肠(金)	商阳	二间	三间	合谷	阳溪	曲池
膀胱(水)	至阴	通谷	束骨	京骨	昆仑	委中
胆(木)	窍阴	侠溪	足临泣	丘墟	阳辅	阳陵泉
小肠(火)	少泽	前谷	后溪	腕骨	阳谷	小海
胃(土)	厉兑	内庭	陷谷	冲阳	解溪	足三里
三焦(相火)	关冲	液门	中渚	阳池	支沟	天井

(二)综合记忆方案

1. 歌诀记忆法

井荥输原经合歌

少商鱼际与太渊,经渠尺泽肺相连。商阳二三间合谷,阳溪曲池大肠牵。
隐白大都太白脾,商丘阴陵泉要知。厉兑内庭陷谷胃,冲阳解溪三里随。
少冲少府属于心,神门灵道少海寻。少泽前谷后溪腕,阳谷小海小肠经。
涌泉然谷与太溪,复溜阴谷肾所宜。至阴通谷束京骨,昆仑委中膀胱知。
中冲劳宫心包络,大陵间使传曲泽。关冲液门中渚焦,阳池支沟天井晓。
大敦行间太冲看,中封曲泉属肝经。窍阴侠溪临泣胆,丘墟阳辅阳陵泉。

注:每一句歌诀为一条经,因阴经的输穴同时也是原穴,所以每条阴经歌诀有 5 个穴位,而阳经另有一个原穴,所以每条阳经歌诀有 6 个穴位。

2. 顺口溜逐句记忆法

序号	脏腑	（井荥输原经合）	顺口溜记忆
1	肺	少商 鱼际 太渊 经渠 尺泽	少商卖鱼到太原，经过井渠摔旁边，鱼跑池泽，生意完完。
2	大肠	商阳 二间 三间 合谷 阳溪 曲池	山羊，二三只，河谷，羊稀少，去吃大草。
3	胃	厉兑 内庭 陷谷 冲阳 解溪 足三里	喂，你对内庭的仙姑说，重阳节气，住山里。
4	脾	隐白 大都 太白 商丘 阴陵泉	皮白大都太伤阴。
5	心	少冲 少府 神门 灵道 少海	心想烧虫，却烧府，中了神灵，烧孩子。
6	小肠	少泽 前谷 后溪 腕骨 阳谷 小海	烧着前顾后，真顽固，养个小孩，是笑场。
7	膀胱	至阴 通谷 束骨 京骨 昆仑 委中	膀胱止痛，速紧捆胃。
8	肾	涌泉 然谷 太溪 复溜 阴谷	深泉出山谷，太稀奇，反复流银谷。
9	心包	中冲 劳宫 大陵 间使 曲泽	新包冲到老宫，斯大林使人去取。
10	三焦	关冲 液门 中渚 阳池 支沟 天井	三舅关门，家中住，只看天井。
11	胆	窍阴 侠溪 临泣 丘墟 阳辅 阳陵泉	担心桥下气球（飘到）涪陵。
12	肝	大敦 行间 太冲 中封 曲泉	敢拿大盾行山间，冲锋去泉边。

3. 数字桩记忆法

用数字 1~50 来记忆 60 个穴位，每条经分 5 个数字桩，其中阳经的第 3 个数字桩为 2 个穴位，其余每个数字记 1 个穴位。

主要是通过联想，将腧穴名与每个数字桩联结起来。

下面列举4条经的数字桩记忆法，读者可以根据自己的情况制定60个特定穴的数字桩记忆方案。

脏腑	井	荥	输原	经	合
1＊5肺	1	2	3	4	5
	少商	鱼际	太渊	经渠	尺泽
	树上有个少商	鸭子坐鱼机	耳朵响着声音:太原	红旗插井渠	钩子扔在池泽里
2＊5大肠	6	7	8	9	10
	商阳	二间	三间 合谷	阳溪	曲池
	勺子打痛山羊	拐杖堆满二间屋	葫芦在山间河谷漂流	猫吸氧气	棒球打进曲池里
3＊5胃	11	12	13	14	15
	厉兑	内庭	陷谷 冲阳	解溪	足三里
	筷子插到泥堆	婴儿在内亭啼哭	医生给仙姑充阳气	钥匙掉到脚上间隙里	圆月照三里路
4＊5脾	16	17	18	19	20
	隐白	大都	太白	商丘	阴陵泉
	玫瑰是银白色	仪器是大肚子	钱上印有李太白	药酒放在山丘	二石下有隐泉

读者可以根据数字排列规律，快速找到某经的五输穴。如肺经的合穴是数字5，回想钩子怎么样，“扔到池泽里”，就可忆起为“尺泽”；又如脾经的合穴，脾经为第4条经（红旗插在肚皮上），故为第20号数字，回想“二石”怎么样，“二石下有隐泉”，就可忆起为“阴陵泉”，这样记忆形象、轻松、快速而准确。

结 语

读者朋友，记忆有方法，记忆有窍门，记忆不是枯燥无味的，而是生动有趣的。理解、记忆、实践是学习中医的三部曲，记得越多，越有助于我们理解中医，越有助于我们实践中医。师傅引进门，修行靠个人。相信读者运用所学的记忆方法记忆中医知识，一定能提高学习效率，一定会使学习更加有趣，一定会帮助大家早日成为一个合格的中医工作者。

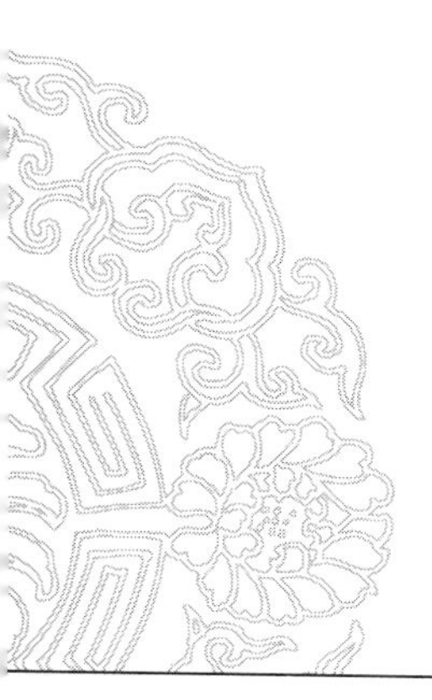

实 践 篇

引　言

针灸能带给你什么

——让你掌握一门有2000多年历史，并被全世界所认可的防治技术。

——让你再次感受到中医的博大精深，进一步提升你的文化品味。

针灸学习三部曲

● 第一步：识记经腧

历史发展：代表医家与著作、发展趋势；

经络：组成、循行分布、走向交接、经气流注、作用；

腧穴：分类、主治特点及规律、定位、各经重点腧穴的取穴、刺灸、主治，特定穴。

● 第二步：练习操作

刺法灸法：毫针刺法：准备、进针、行针、留针、异常处理；

灸法：作用和种类；

拔罐法；

其他方法：电针、三棱针、头针、耳针。

● 第三步：辨证施治

针灸治疗：原则、处方、各科病证的辨证取穴和对症选穴及刺灸法施治。

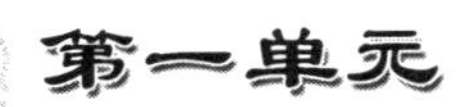

第一单元

经络系统的组成

本单元主要掌握十二经脉和奇经八脉的名称、分布、走向、交接规律等内容。

【学习项目一】经络系统的组成

▲ 学习要点

经络系统由经脉和络脉组成，经脉有十二经脉、十二经脉附属部分（十二经别、十二经筋、十二皮部）、奇经八脉，络脉有十五络脉、浮络、孙络组成。

经络系统可简记为“四十二，八十五”。

【学习项目二】十二经脉

▲ 学习要点

1. 十二经脉的名称
2. 十二经脉的分布规律
3. 十二经脉属络表里关系
4. 十二经脉与脏腑器官的联络
5. 十二经脉的循行走向与交接规律[3]
6. 十二经脉的气血循环流注[3]

★ 学习指导一

1. 十二经脉名称　包含手足、阴阳、脏腑。属脏的均为阴脉，属腑的均为阳脉。心与小肠、心包与三焦、肺与大肠等经脉名称中含“手”。

2. 十二经脉的分布

（1）四肢：阴经分布于内侧，太阴在前缘、厥阴在中间、少阴行后边；阳经分布在外侧，阳明在前、少阳居中、太阳在后。但足三阴在足内踝上8寸以下有交叉，即厥阴在前、太阴在中、少阴在后。

（2）在头面部：阳明行额面，少阳行两边，太阳顶后脸，厥阴至于巅。

3. 十二经脉的走向

（1）走向规律：手之三阴胸内手（从胸腹走向手内侧），手之三阳手外头（从手外侧走向头部），足之三阴足内腹（从足内侧走向腹部），足之三阳头走足（从头部走向足外侧）。

(2)从前正中线到后正线,经脉分布依次为:任脉、肾(一侧线)、胃(二侧线)、脾(三侧线)、肝、胆、膀胱、督脉。

★ **学习指导二**

1. 十二经脉走向规律

如下图所示:

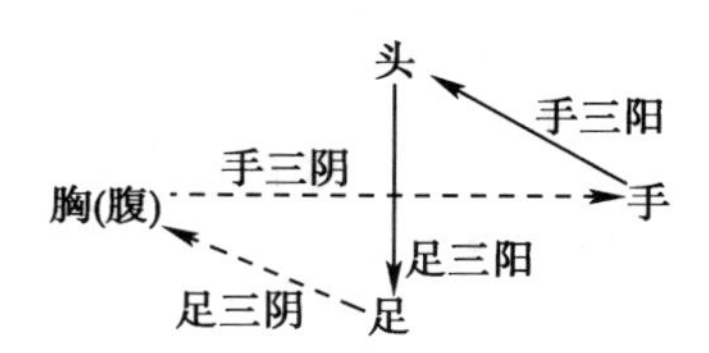

记忆要点:借助"歪 8 字图",从上到下从左到右画一个"8",即头在上,足在下,足三阳经从上到下;左为胸腹,右为手,手三阴经是从左到右;剩下两条斜着向上,下为足三阴,上为手三阳。

2. 十二经脉交接规律

(1)流注:从肺经开始到肝经为止,依次为:

肺—(食指末端)—大肠—(鼻旁)—胃—(大趾末端)—脾—(心中)—心—(小指末端)—小肠—(目内眦)—膀胱—(小趾末端)—肾—(胸中)—心包—(无名指末端)—三焦—(目外眦)—胆—(大趾丛毛处)—肝—(胸中)—肺。

可参见上篇第三单元例 3.1 记忆。

(2)交接:相表里的阴经与阳经在手足末端交接(表里手足连),相连的阴经在胸中交接(阴经胸中牵),同名的阳经与阳经在头面部交接(同名头面粘)。

3. 经脉走向、交接的规律　可参见上篇第四单元例 4.19 的"E 字图"帮助形象记忆。

【学习项目三】奇经八脉

▲ **学习要点**

1. 奇经八脉的名称
2. 奇经八脉的循行分布[23]
3. 奇经八脉的作用及临床意义[3]

★ **学习指导**

1. 关于海的记忆　任脉为"阴脉之海"、主胞胎,行至咽喉;督脉为"阳脉之海",冲脉为"血海""十二经脉之海"(或五脏六腑之海),入脑(髓)。

2. 八脉与十二经脉联系　冲脉与任、督、胃经,阴维与脾、肝经,阳维与胆经,阴跷与肾经,阳跷与膀胱经联系较密切。

3. 维跷功能　阴阳维各调六阴、六阳之经气;阴跷、阳跷调节肢体运动,司眼睑开合。

4. “一源三歧”　冲、任、督脉均起源于胞宫。

【学习项目四】十五络脉

▲ 学习要点

1. 十五络脉的分布特点

2. 十五络脉的作用及临床意义[3]

★ 学习指导

1. 别出位置:十二经脉别络从肘膝关节以下的络穴分出,走向表里经;任脉之络从鸠尾分出散腹部;督脉别络从长强分出散头,走足太阳膀胱;脾之大络从大包分出散胸胁。

2. 络脉深浅:从外到内,依次为孙络→浮络→络脉→经脉。

3. 络脉的作用:十二经络是加强表里经的联系,其他三络沟通腹、背和全身经气。

【学习项目五】十二经别[3]

▲ 学习要点

1. 十二经别的分布

2. 十二经别的作用及临床意义

★ 学习指导

十二经别离、入、出、合于表里之间。

离:从肘膝关节以上别出;

入:入体腔;

出:出体表,上行头项部;

合:在头项部,阳经合本经脉,阴经合相表里的阳经脉,共六组,称“六合”。

【学习项目六】十二经筋[23]

▲ 学习要点

1. 十二经筋的分布[23]

2. 十二经筋的作用及临床意义[3]

★ 学习指导

1. 分布　一般在浅部,从四肢末端走向头身,多结聚于关节和骨骼附近(有的入胸腹腔,但不属络脏腑)。

2. 作用　约束骨骼,利于关节的运动。

【学习项目七】十二皮部[3]

▲ 学习要点

1. 十二皮部的分布[3]
2. 十二皮部的作用及临床意义[3]

※单元学习自测

101. 十二经脉的命名,主要包含了下列哪些内容(　　)
   A. 阴阳、五行、脏腑
   B. 五行、手足、阴阳
   C. 手足、阴阳、脏腑
   D. 脏腑、手足、五行
   E. 以上均非

102. 足三阴经从开始部位至内踝上8寸段的分布是(　　)
   A. 太阴在前,厥阴在中,少阴在后
   B. 厥阴在前,少阴在中,太阴在后
   C. 少阴在前,太阴在中,厥阴在后
   D. 厥阴在前,太阴在中,少阴在后
   E. 太阴在前,少阴在中,厥阴在后

103. 足三阴经在下肢膝以上部分的分布规律是(　　)
   A. 太阴在前,厥阴在中,少阴在后
   B. 厥阴在前,少阴在中,太阴在后
   C. 少阴在前,太阴在中,厥阴在后
   D. 太阴在前,少阴在中,厥阴在后
   E. 厥阴在前,太阴在中,少阴在后

104. 手、足三阳经在头部的分布规律是(　　)
   A. 阳明在前,太阳在侧,少阳在后
   B. 太阳在前,少阳在侧,阳明在后
   C. 少阳在前,阳明在侧,太阳在后
   D. 阳明在前,少阳在侧,太阳在后
   E. 太阳在前,阳明在侧,少阳在后

105. 太阳经头痛一般表现在(　　)
   A. 顶部
   B. 颞部
   C. 顶颞部
   D. 前额部

E. 后枕部

106. 头部巅顶疼痛,属(　　)

A. 阳明经
B. 少阳经
C. 太阳经
D. 少阴经
E. 厥阴经

107. 头两侧疼痛,属(　　)

A. 太阳经
B. 阳明经
C. 少阳经
D. 太阴经
E. 少阴经

108. 按十二经脉分布规律,太阳经行于(　　)

A. 面额
B. 后头
C. 头侧
D. 前额
E. 面部

109. 患者发作头痛,以前额为甚,面红,牙痛,便干,舌红苔黄,脉弦。处方用药加用白芷,除治疗效应外,其“引经报使”作用于(　　)

A. 少阳经
B. 太阳经
C. 阳明经
D. 少阴经
E. 厥阴经

110. 患者病发心绞痛,沿手少阴经放散,其病变部位在(　　)

A. 下肢外侧后缘
B. 上肢内侧中线
C. 下肢外侧前缘
D. 上肢外侧中线
E. 上肢内侧后缘

111. 分布于上肢内侧后缘的经脉是(　　)

A. 手太阴肺经
B. 手阳明大肠经
C. 手厥阴心包经
D. 手少阴心经
E. 手太阳小肠经

112. 循上肢外侧前缘上达肩部的经脉是(　　)

A. 手阳明大肠经
B. 手少阴心经
C. 手太阳小肠经
D. 手太阴肺经
E. 手少阳三焦经

113. 分布于胸腹第二侧线的经脉是(　　)

A. 足太阴脾经
B. 足少阴肾经
C. 足阳明胃经
D. 足厥阴肝经
E. 足少阳胆经

114. 在十二经脉走向中,足之三阴是(　　)

A. 从脏走手
B. 从头走足

C. 从足走胸
D. 从足走腹
E. 从手走头

115. 从头走足的经脉是(　　)
A. 手三阴经
B. 足三阴经
C. 手三阳经
D. 足三阳经
E. 奇经八脉

116. 十二经脉中,阴经与阴经的交接部位在(　　)
A. 胸部
B. 腹部
C. 胸腹部
D. 四肢内侧
E. 指(趾)内侧端

117. 手太阳小肠经与足太阳膀胱经的交接部位是(　　)
A. 目外眦
B. 目内眦
C. 目中
D. 目内眦下
E. 目外眦上

118. 手阳明经、足阳明经的交接部位在(　　)
A. 目内眦旁
B. 目外眦旁
C. 鼻翼旁
D. 口角旁
E. 颧骨旁

119. 足厥阴经、手太阴经的交接部位在(　　)
A. 胃内
B. 心内
C. 肝内
D. 肺内
E. 心包内

A. 手三阳经与手三阴经
B. 手三阳经与足三阳经
C. 手三阴经与足三阴经
D. 足三阳经与足三阴经
E. 手三阳经与足三阴经

120. 在手指末端交接的经脉是(　　)

121. 在足趾或足趾端交接的经脉是(　　)

122. 十四经是指十二经与下列哪组经脉(　　)
A. 阴跷脉、阳跷脉
B. 阴维脉、阳维脉
C. 任脉、冲脉
D. 督脉、任脉
E. 冲脉、带脉

123. 下列经脉中,属奇经的是(　　)
A. 手太阴肺经
B. 督脉
C. 足少阴肾经
D. 手太阳小肠经
E. 足厥阴肝经

124. 十二经之海是指(　　)
A. 督脉
B. 任脉

C. 冲脉
D. 带脉
E. 阴维脉

125. 阳脉之海指的是(　　)
A. 阳跷脉
B. 阳维脉
C. 带脉
D. 督脉
E. 冲脉

A. 足阳明经
B. 任脉
C. 督脉
D. 冲脉
E. 足太阴经

126. 被称作血海的经脉是(　　)
127. 被称作五脏六腑之海的经脉是(　　)

128. 与脑、脊髓关系密切的经脉是(　　)
A. 冲脉
B. 任脉
C. 督脉
D. 带脉
E. 阳维脉

A. 阴跷脉、阳跷脉
B. 阴维脉、阳维脉
C. 督脉、任脉
D. 冲脉、任脉
E. 阴跷脉、阴维脉

129. 患者，女。因流产而失血过多，导致月经不调，久不怀孕。其病在哪经(　　)
130. 患者久病，眼睑开合失司，下肢运动不利。其病在哪经(　　)

131. 三阳经及阳维脉交会的是(　　)
A. 冲脉
B. 任脉
C. 督脉
D. 阴维脉
E. 阳跷脉

132. 外邪由皮毛传入脏腑的途径，依次是(　　)
A. 络脉→孙脉→经脉
B. 孙脉→经脉→络脉
C. 经脉→孙脉→络脉
D. 络脉→经脉→孙脉
E. 孙脉→络脉→经脉

133. 在经络系统中，具有离、入、出、合循行特点的是(　　)
A. 奇经八脉
B. 十二经别
C. 十二经筋
D. 十二皮部
E. 十五络脉

参考答案

101:C, 102:D, 103:A, 104:D, 105:E, 106:E, 107:C, 108:B, 109:C, 110:E, 111:D, 112:A, 113:C, 114:D, 115:D, 116:A, 117:B, 118:C, 119:D, 120:A,

121:D, 122:D, 123:B, 124:C, 125:D, 126:D, 127:D, 128:C, 129:D, 130:A, 131:C, 132:E, 133:B

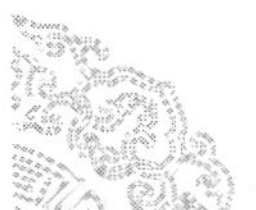

第二单元

经络的作用和经络学说的临床应用

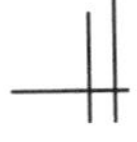

本单元内容易于理解,了解学习要点即可。

【学习项目一】经络的作用[23]

▲ 学习要点

1. 联系脏腑,沟通内外
2. 运行气血,营养全身
3. 抗御病邪,保卫机体

★ 学习指导

记住以上学习要点即可,简而言之:联系、营养、保卫作用。

【学习项目二】经络学说的临床应用

▲ 学习要点

1. 诊断方面
2. 治疗方面

★ 学习指导

1. 诊断方面:一是确定疾病所在的经脉;二是临床上通过望诊、切诊以发现病理反应,帮助诊断疾病;三是通过一些现代的检测方法,观察皮肤温度、皮肤电阻、红外热像等现象进行疾病诊断。

2. 治疗方面:一是对针灸治疗有重要的指导意义。可指导针灸临床选穴和刺灸方法的选用。二是指导药物归经。如治头痛,属少阳经得用柴胡等。

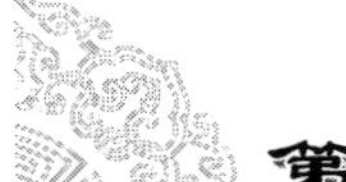

第三单元

腧穴的分类

本单元内容易于理解,熟悉腧穴的分类即可。

▲ **学习要点**

十四经穴、奇穴、阿是穴

★ **学习指导**

主要有无固定名称、位置和归纳的情况来判断,“三有”为十四经穴,“二有”为经外奇穴,“三无”为阿是穴。

1. 十四经穴　十二经脉,任、督脉上腧穴,有固定的名称、位置和归经,共同主治本经病证。

2. 奇穴(经外奇穴)　有一定的名称、位置,但不归十四经,主治单纯,疗效特殊。

3. 阿是穴　以痛为腧(孙思邈《千金方》首载),又称“天应穴”“不定穴”“压痛点”。

※单元学习自测

腧穴可分为(　　)

A. 十二经穴、天应穴、阿是穴

B. 十二经穴、奇穴、阿是穴

C. 十四经穴、不定穴、阿是穴

D. 十四经穴、奇穴、阿是穴

E. 十二经穴、十四经穴、阿是穴

参考答案

D

第四单元

腧穴的主治特点和规律

本单元需注意在介绍腧穴主治特点和规律时所举的例子,因为这些腧穴应用相对较广,均是学习和考试的重点。

【学习项目一】主治特点

▲ **学习要点**

1. 近治作用
2. 远治作用
3. 特殊作用

★ **学习指导**

1. 近治作用　是所有腧穴主治作用的共同特点(腧穴所在,主治所在)。

2. 远治作用　十四经腧穴主治作用的共同特点。

(1)经脉所过,主治所及:如合谷治牙痛、口歪斜;后溪治项强、头痛;上巨虚治泄泻、痢疾;照海治口干、咽痛;阳陵泉治胁肋痛。

(2)四肢部腧穴,尤其是十二经脉在肘膝关节以下的腧穴,既可治局(近)部病证,又可治远部病证。如合阳治腰脊疼痛、下肢麻痹、崩漏、疝气;承山治腿痛转筋、腰背痛、痔疾、便秘、腹痛;至阴治胎位不正、难产、头痛鼻塞鼻衄、目赤肿痛。

(3)头身部腧穴,以治头面五官脏腑为主,有些可治全身性疾病,如百会、水沟可治头痛、口歪、神志病。

(4)躯干部腧穴以分部论治,但大椎、命门、气海、关元、中极、神阙等穴可治全身性病证。

3. 特殊作用

(1)特定腧穴,特定主治。如背俞穴与原穴治五脏为主、募穴与下合穴治六腑为主、八会穴多治慢性病与虚弱病等。

(2)同一腧穴,双向主治。如天枢既止泻又通秘、足三里既增强胃动力又弛缓蠕动、内关既增强内率又缓心率等有双向调节作用。

(3)主治相同,疗效有别。如艾灸隐白、太白、三阴交、少商、合谷均可转胞胎,但至阴效最好;治牙痛二间、三间、合谷、阳溪均可,但合谷最好;肺热取鱼际、胃热取内庭、心火取少府、肝火取行间等。还有大椎退热、丰隆祛痰等。

【学习项目二】主治规律

▲ 学习要点

1. 分经主治规律[23]

2. 分部主治规律[3]

★ 学习指导

本经腧穴治本经、表里经、属络脏腑及循行局部病证。如任脉穴有回阳、固脱及强壮作用,督脉穴可治疗中风、昏迷、热病、头面病,而二经穴都可治疗神志病、脏腑病、妇科病。各经腧穴主治归纳如下:

1. 手三阴经

肺经:肺、喉 + 胸部;

心包经:心、胃、神志 + 胸部;

心经:心、神志 + 胸部。

2. 手三阳经

大肠经：前头、口、鼻、齿 + 目病、咽喉、热病；
三焦经：侧头、胁肋+目病、耳病 +目病、咽喉、热病；
小肠经：后头，肩胛、神志+目、耳 +目病、咽喉、热病。
3. 足三阳经
胃经：前头、口齿、咽喉、胃肠、眼 + 神志、热病；
胆经：侧头、耳、项、胁肋、胆、眼 + 神志、热病；
膀胱经：后头、项、背腰病（背俞治脏腑病）、肛肠、眼 + 神志、热病。
4. 足三阴经
脾经：脾胃 + 腹部病、妇科病；
肝经：肝病 +前阴病、+腹部病、妇科病；
肾经：肾病、肺病、咽喉病+前阴病 + 腹部病、妇科病。
5. 任督脉：
任脉：回阳、固脱、强壮作用（偏补）+ 神志、脏腑、妇科；
督脉：中风、昏迷、热病、头面病（偏泻）+ 神志、脏腑、妇科。

※单元学习自测

401. 既能治疗局部病症，又能治疗本经循行所属远隔部位病症的腧穴是（　　）
A. 全身所有腧穴
B. 头面部腧穴
C. 躯干部腧穴
D. 四肢部腧穴
E. 十二经脉肘、膝关节以下的腧穴

402. 患者，男，50 岁。肩关节疼痛，痛有定处，抬举困难，夜间痛甚，劳累加剧。治疗应首选（　　）
A. 手太阳经穴
B. 近取穴为主
C. 分部近取穴与远取穴相结合
D. 循经取穴
E. 手少阳经穴

403. 针刺大椎退热，属于腧穴的哪项作用（　　）
A. 近治作用
D. 远治作用
C. 特殊作用
D. 交会穴作用
E. 循经取穴作用

404. 主要治疗心、胸、胃、神志病症的经脉是（　　）
A. 手太阴肺经
B. 手少阴心经
C. 足阳明胃经
D. 手厥阴心包经
E. 足太阴脾经

参考答案

401:E, 402:C, 403:C, 404:D

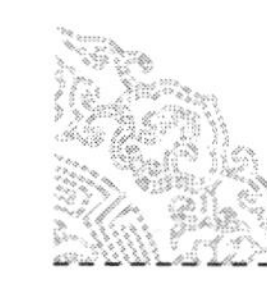

第五单元

特 定 穴

特定穴临床应用广泛,是学习、考试和临床应用的重点,需牢记各类特定穴的名称、归经、主治作用。

▲ 学习要点

五输穴、原穴、络穴、背俞穴、募穴、八脉交会穴、八会穴、郄穴、下合穴、交会穴的内容及临床应用。

一、五输穴

★ 学习指导

五输穴的考点主要集中在:

1. 内容　可参见上篇第五单元的五输穴记忆方案,如前述有歌诀法、数字桩法、顺口溜法,等等。为了加深记忆印象,再录歌诀如下,可对照记忆。

歌诀记忆(可根据自己的习惯进行适当修改),阴经依次是"井荥输经合(以输代原)",阳经依次是"井荥输原经合":

井荥输原经合歌

少商鱼际与太渊,经渠尺泽肺相连;商阳二三间合谷,阳溪曲池大肠牵。

隐白大都太白脾,商丘阴陵泉要知;厉兑内庭陷谷胃,冲阳解溪三里随。

少冲少府属于心,神门灵道少海寻;少泽前谷后溪腕,阳谷小海小肠经。

涌泉然谷与太溪,复溜阴谷肾所宜;至阴通谷束京骨,昆仑委中膀胱知。

中冲劳宫心包络,大陵间使传曲泽;关冲液门中渚焦,阳池支沟天井晓。

大敦行间太冲看,中封曲泉属肝经;窍阴侠溪临泣胆,丘墟阳辅阳陵泉。

2. 经气大小　按"井荥输经合"的顺序,依次为"出溜注行入",腧穴部位依次为:手指或足趾末端(井穴)、掌指或跖趾关节前(荥穴)、后(输穴)、腕踝关节以上(经穴)、肘或膝关节附近(合穴)。

3. 五行属性　按"井荥输经合"的顺序,阴经为"木火土金水",阳经为"金水木火水"。可用"井旁有木是阴的,井上有太阳金光灿烂"加强记忆。

4. 主治规律　井主心下满，荥主身热，输主体重节痛，经主喘咳寒热，合主逆气而泄。

5. 补母泻子法　虚则补其母，实则泻其子。

(1)本经补母泻子法：根据本经五输穴的五行属性选穴治疗。如肺经虚证，虚则补其母，肺属金，补金之母——“土”，即补本经五输穴属土的腧穴——太渊。又如胆经实证，实则泻其子，胆经属木，泻木之子——“火”。即泻本经五输穴中属火的腧穴——阳辅穴。

(2)他经补母泻子法：根据经络五行属性，按“阴对阴，阳对阳”的原则，虚则补其母经的本穴(五输穴中与本经五行属性相同的腧穴)，实则泻其子经的本穴。如肺经虚证，取金之母经(阴经的土经)本穴，即脾经本穴——太白进行治疗。又如胃经实证，取土之子经(阳经的金经)本穴，即大肠经本穴——商阳穴进行治疗。

6. 因时而用　春刺井，夏刺荥，季夏刺输，秋刺经，冬刺合。

二、原穴和络穴

★ 学习指导一

1. 内容：阴经以输代原，阳经另有原穴(见五输穴歌诀)。

2. 作用：主要对其经脉所属之脏腑的急慢虚实证有调治作用。

★ 学习指导二

1. 十二经络穴　均在肘膝关节以下。

络穴记忆方案：

第一种：根据十二经流注顺序，先记十二经络穴，再记其他三络。

(1)十二经脉流注顺序为：1. 肺；2. 大肠；3. 胃；4. 脾；5. 心；6. 小肠；7. 膀胱；8. 肾；9. 心包；10. 三焦；11. 胆；12. 肝；再加上任脉、督脉、脾之大络。

(2)络穴依次为：列缺、偏历、丰隆、公孙、通里、支正、飞扬、大钟、内关、外关、光明、蠡沟、鸠尾、长强、大包，共15个络穴。

(3)顺口溜记忆：络+各络穴各取一个字，络列历隆孙，里正扬中内外，明蠡鸠强大。(谐音：罗列你隆孙，你真扬中内外，明你就强大)。

第二种：分手足阴阳经记：

任络鸠尾督长强，脾之大络大包藏；

手三阴络缺内通(却雷同)(太阴、厥阴、少阴依次为列缺、内关、通里)。

手三阳络历关正(你官正)(阳明、少阳、太阳依次为偏历、外关、支正)。

足三阴络孙沟钟(深沟中)(太阴、厥阴、少阴依次为公孙、蠡沟、大钟)。

足三阳络丰光飞(风光飞)(阳明、少阳、太阳依次为丰隆、光明、飞扬)。

第三种:可以从穴名的字来加深记忆。

(1)络穴较难写的,是肝经的蠡沟穴。

(2)胆穴的络穴,可从胆字包含日月,即光明穴[巧记:胆字左右挪(络)一下是光明]。

(3)内、外关分别是心包经和三焦经的络穴(巧记:内外包饺子;或内关在内在阴经上属手厥阴经,外关在外在阳经上属手少阳经)。

2. 络穴的治疗作用　治疗表里经病变。另有“原络配穴法”(主客原络配穴法,先病之经取其原,后病之经取其经之络,两经相表里),如胆经的原穴与胆经相表里的肝经的络穴相配:丘墟与蠡沟相配。

三、俞穴和募穴

★ 学习指导一

背俞穴

1. 名称　背俞穴名称与脏腑名称对应,均在膀胱经第一侧线上(距后正中线 1.5 寸)。

2. 作用

(1)偏重于治脏病,如肝俞治肝病;

(2)治脏经所主组织器官病证,肾俞治骨、耳及二阴病;

(3)诊察相应脏腑疾病。

★ 学习指导二

募穴

1. 募穴的内容　12 募穴,记忆方案:

(1)歌诀记忆

十二募穴歌

天枢大肠肺中府,关元小肠巨阙心,中极膀胱京门肾,胆日月肝期门寻,
脾募章门胃中脘,气化三焦石门针,心包募穴何处取? 胸前膻中觅浅深。

(2)可按“E”字顺序编顺口溜记忆

募府天中门巨关,极京膻石明期[对照:募府天中门俱关,几斤弹石(就打开,很有)名气]。

募府(从肺开始:中府)天(大肠:天枢)中(胃:中脘)门(脾:章门)巨(心:巨阙)关(小肠:关元),几(膀胱:中极)斤(肾:京门)弹(心包:膻中)石(三焦:石

门），明（胆，日月），期（肝，期门）。

（3）闪光点记忆：胆经——日月，与胆字相关；肺经——中府，肺腑之言；心包——巨阙，新包有个巨缺；三焦——石门，礁石；肾——京门，神经，等等。

2. 募穴的主治作用　偏重于治六腑病证。

3. 俞募配穴法　即同一脏腑的俞穴与募穴常配合使用，“阴病行阳，阳病行阴”的“前后配穴法”，如肺病同取肺俞、中府治疗。

四、八脉交会穴

★ 学习指导

1. 八会穴与八脉交会穴两者易混淆，需注意。

2. 八脉交会穴的主治作用：

（1）主治相通奇经的病证，如后溪主治脊柱强痛、角弓反张的督脉病证，公孙主治胸腹气逆而拘急、气上冲心的冲脉病证等；

（2）常将8穴配成4组，一个上肢配一个下肢，系上下配穴法，即列缺与照海、后溪与申脉、公孙与内关、足临泣与外关。

3. 八脉交会穴的主要内容如下歌诀：

八脉交会八穴歌

公孙冲脉胃心胸，内关阴维下总同；
临泣胆经连带脉，阳维目锐外关逢；
后溪督脉内眦颈，申脉阳跷络亦通；
列缺任脉行肺系，阴跷照海膈喉咙。

五、八会穴

★ 学习指导

1. 八会穴主治　脏腑组织器官的病证。

2. 八会穴的内容　脏腑筋脉气血骨髓。

八 会 穴 歌

脏会章门腑中脘，髓会绝骨筋阳陵，
血会膈俞骨大杼，脉太渊气膻中存。

六、郄穴

★ 学习指导

1. 郄穴的主治作用　多用于治疗急性、发作性病证。

(1)阴经的郄穴多用于治疗血症,如孔最治咯血或哮喘急性发作,阴郄治崩漏,地机、交信治月经不调等;

(2)阳经(含阳跷、阳维)的郄穴多用于治疗气形两伤的痛肿证,如温溜治头痛面肿、梁丘治胃痛膝肿;外丘治颈项胸胁疼痛等。

2. 郄穴的内容、记忆方案

(1)歌诀记忆

十六郄穴歌

郄义即孔隙,本属气血集。肺向孔最取,大肠温溜别;
胃经是梁丘,脾属地机穴;心则取阴郄,小肠养老列;
膀胱金门守,肾向水泉施;心包郄门刺,三焦会宗持;
胆郄在外丘,肝经中都是;阳跷跗阳走,阴跷交信期;
阳维阳交穴,阴维筑宾知。

(2)按"E"字顺序,顺口溜记忆

郄孔流粮,地阴养金水,稀(奇)中外都来瞧,复信,交诸宾。

对照:郄孔(肺经开始,孔最)流(大肠:温溜)粮(胃:梁丘),地(脾:地机)阴(心:阴郄)养(小肠:养老)金(膀胱:金门)水(肾:水泉),稀(心包:郄门)中(三焦:会宗)外(胆经:外丘)都(肝:中都)来瞧,复(阳跷:跗阳)信(阴跷:交信),交(阳维:阳交)诸宾(阴维)。

(3)闪光点记忆:心和心包都有郄——细心包门(心包经为郄门);通过主治作用加深记忆,如胃痛选胃经郄穴——梁丘等。

七、下合穴

★ 学习指导

1. 下合穴主治　六腑病证(合治六腑)。

2. 下合穴的内容　下肢三阳经的合穴即其下合穴,上肢三阳经另有下合穴(上巨虚、下巨虚、委阳)。推荐用以下歌诀记忆:

下 合 穴 歌

胃经下合三里乡,上下巨虚大小肠,
膀胱当合委中穴,三焦下合属委阳,
胆经之合阳陵泉,腑病用之效必彰。

八、特定穴综合

★ 学习指导

注意归属多个类别的腧穴。

1. 三个身份(身兼三职)的腧穴　三膻太张扬(对照:膻——膻中,张——章门,扬——阳陵泉):章门、中脘、膻中穴同时是络穴、募穴、八会穴;太渊是五输穴、原穴、八会穴;阳陵泉是合穴、下合穴、八会穴;等等。

2. 特定穴统计

分类	穴位数	备注
五输穴	60	阴经以输代原
原穴	12(6)	6个阴经原穴与五输穴之输穴重复
络穴	15	章门、中脘、膻中等3个穴为八会穴
背俞穴	12	均为膀胱经腧穴
八脉交会穴	8(4)	内关、外关、公孙、列缺等4穴为络穴
募穴	12	章门、中脘、膻中等3个穴为八会穴
八会穴	8(3)	章门、中脘、膻中为募穴; 阳陵泉为五输穴之合穴; 太渊为五输穴之输穴与原穴
郄穴	16	
下合穴	6(3)	委中、足三里、阳陵泉为五输穴之合穴
合计	149(16)	16穴重复,计133穴

3. 综合应用指导

(1)因特定穴所属类别较多,记忆点较多,所以需全面识记才能综合应用。

(2)应试时解此类题一是可用排除法,即从选项入手,一个腧穴一个腧穴地排除;二是可用标注法,从题干入手,如题干要求找募穴,即将选项中每个腧穴的特定穴分类标出后进行判断。

※单元学习自测

A. 井穴　　　　C. 合穴

B. 荥穴　　　　D. 经穴

E. 输穴

501. 曲池在五输穴中,属(　　)

502. 太溪在五输穴中,属(　　)

503. 五输穴中的“输穴”,多位于(　　)

A. 指、趾末端

B. 掌指或趾跖关节前

C. 掌指或趾跖关节后

D. 臂、胫部

E. 肘、膝关节附近

504. 下列腧穴在五行配属中,属金的是(　　)

A. 少府

B. 大陵

C. 阳溪

D. 后溪

E. 经渠

505. 下列五输穴中,属“火”的是(　　)

A. 中冲

B. 劳宫

C. 间使

D. 大陵

E. 曲泽

506. 下列腧穴在五行相配中,属“土”的是(　　)

A. 鱼际

B. 曲池

C. 陷谷

D. 尺泽

E. 灵道

507. 下列五输穴中,属“土”的是(　　)

A. 内庭

B. 厉兑

C. 足三里

D. 解溪

E. 陷谷

508. 下列腧穴在五行配属中,属火的是(　　)

A. 少府

B. 大陵

C. 后溪

D. 曲泉

E. 经渠

509. 在五输穴中,荥穴主要治疗(　　)

A. 心下满

B. 身热

C. 体重节痛

D. 喘咳寒热

E. 逆气而泄

510. 在五输穴中,合穴主要治疗(　　)

A. 心下满

B. 身热

C. 体重节痛

D. 喘咳寒热

E. 逆气而泄

511. 根据本经补母泻子法,治疗肝经虚证应选用的腧穴是(　　)

A. 大敦

B. 行间
C. 太冲
D. 中封
E. 曲泉

512. 合谷是手阳明大肠经的(　　)
A. 输穴
B. 荥穴
C. 络穴
D. 原穴
E. 郄穴

513. 六阳经原穴的位置,排列在哪穴之后(　　)
A. 井穴
B. 荥穴
C. 输穴
D. 经穴
E. 合穴

514. 心包经的原穴是(　　)
A. 神门
B. 间使
C. 大陵
D. 内关
E. 太渊

515. 心经的络穴是(　　)
A. 少府
B. 神门
C. 阴郄
D. 灵道
E. 通里

516. 足少阳胆经的络穴是(　　)
A. 丰隆
B. 大钟
C. 飞扬
D. 光明
E. 蠡沟

A. 五脏六腑病证
B. 表里经脉病证
C. 五脏病证
D. 六腑病证
E. 急性病证

517. 络穴主要治疗(　　)
518. 原穴主要治疗(　　)

A. 肝俞
B. 胆俞
C. 膀胱俞
D. 三焦俞
E. 肾俞

519. 第10胸椎棘突下旁开1.5寸的腧穴是(　　)
520. 第2腰椎棘突下旁开1.5寸的腧穴是(　　)

521. 脏腑之气输注于背、腰部的腧穴是(　　)
A. 原穴
B. 络穴
C. 俞穴
D. 郄穴
E. 募穴

522. 募穴的主要作用,是诊察和治疗与之相关的(　　)
A. 五脏疾患
B. 六腑疾患

C. 经脉疾患
D. 五体疾患
E. 五官疾患

A. 中脘
B. 天枢
C. 巨阙
D. 膻中
E. 中极

523. 大肠的募穴是:(　　)
524. 心包的募穴是:(　　)
525. 大肠的下合穴是(　　)
A. 上巨虚
B. 下巨虚
C. 足三里
D. 天枢
E. 委中

526. 经气深集部位的腧穴是(　　)
A. 输穴
B. 郄穴
C. 原穴
D. 合穴
E. 络穴

527. 心包经的郄穴是(　　)
A. 劳宫
B. 阴郄
C. 间使
D. 郄门
E. 浮郄

528. 手太阳小肠经的郄穴是(　　)
529. 足阳明胃经的郄穴是(　　)
A. 地机
B. 养老
C. 外丘
D. 郄门
E. 梁丘

530. 阳经郄穴主要用于治疗(　　)
A. 脏病
B. 经脉病
C. 腑病
D. 痛症
E. 血证

531. 患儿,女,10 岁。阵发性右上腹绞痛,伴恶心呕吐,腹部平软。用特定穴治疗,应首选(　　)
A. 原穴
D. 络穴
C. 背俞穴
D. 郄穴
E. 下合穴

532. 八会穴中的脉会穴是(　　)
A. 阳陵泉
B. 悬钟
C. 太渊
D. 膻中
E. 中脘

533. 八会穴中的筋会穴是(　　)
A. 足三里
B. 阳陵泉
C. 悬钟
D. 足临泣
E. 公孙

534. 膈俞在八会穴中,属(　　)
A. 脏会

B. 腑会
C. 气会
D. 血会
E. 筋会

535. 在八脉交会中，与后溪相通的奇经是(　　)
A. 任脉
B. 督脉
C. 阳维脉
D. 阳蹻脉
E. 冲脉

536. 与公孙穴相通的奇经是(　　)
A. 冲脉
B. 带脉
C. 阴维脉
D. 阴跷脉
E. 任脉

537. 八脉交会穴中通带脉的是(　　)
A. 足三里
B. 阳陵泉
C. 悬钟
D. 足临泣
E. 公孙

538. 与八脉交会穴中的外关相通的奇经是(　　)
A. 冲脉
B. 阳维脉
C. 阳跷脉
D. 督脉
E. 带脉

539. 既是原穴，又是八会穴的腧穴是(　　)
A. 太渊
B. 合谷
C. 后溪
D. 内关
E. 阳池

A. 太渊
B. 合谷
C. 后溪
D. 内关
E. 阳池

540. 既是络穴，又是八脉交会穴的腧穴是(　　)

541. 既是原穴，又是八会穴的腧穴是(　　)

A. 公孙
B. 鸠尾
C. 膻中
D. 期门
E. 丰隆

542. 既是募穴，又是八会穴的是(　　)

543. 既是络穴，又是八脉交会穴的是(　　)

参考答案

501:C, 502:E, 503:C, 504:E, 505:B, 506:B, 507:C, 508:A, 509:B, 510:E, 511:E, 512:D, 513:C, 514:C, 515:E, 516:D, 517:B, 518:A, 519:B, 520:E,

521:C, 522:B, 523:B, 524:D, 525:A, 526:B, 527:D, 528:B, 529:E, 530:D, 531:D, 532:C, 533:B, 534:D, 535:B, 536:A, 537:D, 538:B, 539:A, 540:D, 541:A, 542:C, 543:A

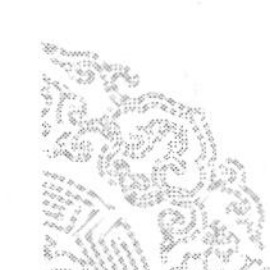

第六单元

腧穴的定位方法

本单元历年考题主要集中在骨度分寸定位法上,主要测试具体的骨度分寸。

▲ 学习要点

1. 骨度分寸定位法
2. 体表解剖标志定位法
3. 手指同身寸取穴法
4. 简便取穴法

★ 学习指导

1. 常用的骨度分寸　应理解为"等分"的意思,有横量和竖量之法。

(1)横量归纳:头胸肩 986;

(2)竖量归纳:

头 3,12;上肢上下 9,12;腋肋髀枢 12,9;

胸腹 985(天、剑、脐、耻);腰背 21 椎全;

下肢前面 18,13,3;后面 19,16,3。

具体如下表:

部位	起止点	折寸	量法	适用部位
头面部	前发际正中至后发际正中	12	直	头部经穴的纵向距离
	眉间(印堂)至前发际正中	3	直	前或后发际及其头部腧穴的纵向距离
	第 7 颈椎棘突下(大椎)至后发际正中	3	直	前或后发际及其头部经穴的纵向距离
	前额两发角(头维)之间	9	横	头前部经穴的横向距离
	而后两乳突(完骨)之间	9	横	头后部经穴的横向距离

续表

部位	起止点	折寸	量法	适用部位
胸腹胁肋部	胸骨上窝(天突)至胸剑联合中点(歧骨)	9	直	胸部任脉经穴的纵向距离
	胸剑联合中点(歧骨)至脐中	8	直	上腹部经穴的纵向距离
	脐中至耻骨联合上缘(曲骨)	5	直	下腹部经穴的纵向距离
	两乳头之间	8	横	胸腹部经穴的横向距离
	腋窝顶点至第11肋游离端(章门)	12	直	胁肋部经穴的纵向距离
背腰部	肩胛骨内缘(近脊柱侧点)至后正中线	3	横	背腰部经穴的横向距离
	肩峰缘至后正中线	8	横	肩背部经穴的横向距离
上肢部	腋前、后纹头至肘横纹(平肘尖)	9	直	上臂部经穴的纵向距离
	肘横纹(平肘尖)至腕掌(背)侧横纹	12	直	前臂部经穴的纵向距离
下肢部	耻骨联合上缘至股骨内上髁上缘	18	直	下肢内侧足三阴经穴的纵向距离
	胫骨内侧髁下方至内踝尖	13	直	下肢内侧足三阴经穴的纵向距离
	股骨大转子至腘横纹	19	直	下肢外后侧足三阳经穴的纵向距离(臀沟至腘横纹相当于14寸)
	腘横纹至外踝尖	16	直	下肢外后侧足三阳经穴的纵向距离

2. 解剖标志　阳陵泉、晴明、肩髃、乳中、神阙、印堂、曲骨、耳门、听宫、听会、阳溪、颊车、膻中等。

3. 中指同身寸(《千金方》)　中指中节桡侧两端纹头;拇指同身寸(《千金方》):指间关节的宽度;一夫法:2345指并拢,中指中节横纹为3寸。

4. 简便取穴法　百会、劳宫、章门、风市等。

※单元学习自测

A. 13寸
B. 12寸
C. 9寸
D. 6寸
E. 5寸

601. 内辅骨下廉至内踝高点的骨度分寸是(　　)

602. 两肩胛骨内缘之间的骨度分寸是(　　)

A. 12寸
B. 13寸
C. 16寸
D. 18寸
E. 19寸

603. 横骨上廉至内辅骨上廉的骨度分寸是(　　)

604. 膝中至外踝尖的骨度分寸是(　　)

605. 前发际至后发际的骨度分寸是(　　)

A. 19寸
B. 18寸
C. 12寸
D. 8寸
E. 5寸

606. 骨度分寸规定,髀枢至膝中的距离是(　　)

A. 13寸
B. 14寸
C. 16寸
D. 18寸
E. 19寸

参考答案

601:A, 602:D, 603:D, 604:C, 605:C, 606:E

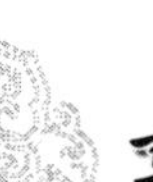

第七单元

手太阴肺经、腧穴

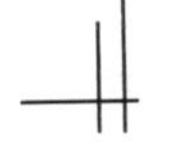

[第7-21单元概析]

1. 各经及其腧穴的重点学习

(1)本经循行分布特点,一是与经脉分布、走向、交接规律;二是各经脉循行与重要的组织器官的联系:如与耳、齿、目、舌、鼻、咽喉、脑等器官联系密切的经脉有哪些。

(2)本经重要腧穴的定位及主治作用。

(3)本经腧穴中的特定穴(共有133穴)。

(4)本经腧穴在针灸综合治疗临床病证中的配伍应用。

2. 了解各经的起止穴、腧穴总数及经脉分支数。

若按“E”字图形顺序:

(1)各经单侧腧穴数依次为:

11 20 45 21 [9] 19 67 27 [9] 23 44 14 24 29

(两位数组合从前向后隔断,第1个和第3个9为单数),可戏记为1120,452,1919,67279,234,414,2429 [1120是我儿,(向我)要酒要酒,(我生气了)怒起(就把)儿气走,(我生气地骂道)儿先思,思一思(想一想),儿思儿走(想清楚就走了不喝酒了)。

(2)了解各经脉支数依次为:2262,3353,3353(分支数依次为1151,2242,2242)。

3. 熟悉各经联络的脏腑器官,并进行比较归纳。

经脉名称	联络的脏腑		联络的器官
手太阴肺经	肺,大肠	中焦,胃口	肺系
手阳明大肠经	大肠,肺		下齿,鼻孔,口
足阳明胃经	胃,脾		上齿,鼻,口唇,耳,喉咙
足太阴脾经	脾,胃	心	咽,舌(连舌本,散舌下)
手少阴心经	心,小肠	肺	心系,咽,目系
手太阳小肠经	小肠,心	胃	目内外眦,耳,咽,鼻
足太阳膀胱经	膀胱,肾		目内眦,耳,脑
足少阴肾经	肾,膀胱	肝,肺,心	喉咙,耳,夹舌本
手厥阴心包经	心包,三焦		
手少阳三焦经	三焦,心包		目锐眦,耳(从,入,走,过客主人)
足少阳胆经	胆,肝		目锐眦,耳(从,入,走,后)
足厥阴肝经	肝,胆	胃,肺	阴器,喉咙,颃颡,目系,唇

4. 综合笔试大纲规定测试的十四经脉腧穴数统计如下表:中医执业医师179穴,中医助理医师(中西医结合执业医师)101穴、中西医结合助理医师88穴。其中绝大多数为特定穴。

大纲要求掌握的各条经脉腧穴数统计及差异穴列表归纳如下。

经脉	中医执业医师(179个)					
	仅中医执业医师		中医助理或中西医结合执业医师(101个)			
			仅中助和中西医执业		中西医结合助理医师(88个)	
	数量	穴位	数量	穴位	数量	穴位
肺经	7	中府、孔最	5		5	尺泽、列缺、太渊、鱼际、少商
大肠经	9	阳溪、偏历、扶突	6	手三里	5	商阳、合谷、曲池、肩髃、迎香
胃经	19	承泣、四白、人迎、梁门、梁丘、下巨虚、条口、解溪、厉兑	10	头维、归来	8	地仓、颊车、下关、天枢、足三里、上巨虚、丰隆、内庭
脾经	9	太白、地机、大横、大包	5		5	隐白、公孙、三阴交、阴陵泉、血海
心经	6	极泉	5	少海、阴郄	3	通里、神门、少冲
小肠经	7	支正、颧髎	5		5	少泽、后溪、养老、天宗、听宫
膀胱经	28	大杼、风门、胆俞、胃俞、膀胱俞、承扶、委阳、膏肓、志室、秩边、飞扬、束骨	16	天柱	15	睛明、攒竹、肺俞、心俞、膈俞、肝俞、脾俞、肾俞、大肠俞、次髎、委中、承山、昆仑、申脉、至阴
肾经	7	然谷、大钟、肓俞	4	复溜	3	涌泉、太溪、照海
心包经	8	天池、间使、大陵、中冲	4	郄门	3	曲泽、内关、劳宫
三焦经	10	关冲、阳池、角孙、耳门	6		6	中渚、外关、支沟、肩髎、翳风、丝竹空
胆经	18	瞳子髎、完骨、头临泣、肩井、日月、带脉、光明、侠溪、足窍阴	9	听会、风市	7	阳白、风池、环跳、阳陵泉、悬钟、丘墟、足临泣
肝经	7	蠡沟、曲泉、章门	4	行间	3	大敦、太冲、期门

续表

<table>
<tr><td rowspan="4">经脉</td><td colspan="6">中医执业医师(179 个)</td></tr>
<tr><td colspan="2" rowspan="2">仅中医执业医师</td><td colspan="4">中医助理或中西医结合执业医师(101 个)</td></tr>
<tr><td colspan="2">仅中助和中西医执业</td><td colspan="2">中西医结合助理医师(88 个)</td></tr>
<tr><td>数量</td><td>穴位</td><td>数量</td><td>穴位</td><td>数量</td><td>穴位</td></tr>
<tr><td>督脉</td><td>13</td><td>长强、命门、至阳、身柱、风府、上星、素髎</td><td>6</td><td></td><td>6</td><td>腰阳关、大椎、哑门、百会、水沟、印堂</td></tr>
<tr><td>任脉</td><td>12</td><td>下脘、建里、上脘、天突</td><td>8</td><td>承浆</td><td>7</td><td>中极、关元、气海、神阙、中脘、膻中、廉泉</td></tr>
<tr><td>经外奇穴</td><td>19</td><td>金津、牵正、安眠、三角灸、定喘、胃脘下俞、腰眼、腰痛点、八邪、四缝、八风</td><td>8</td><td>阑尾</td><td>7</td><td>四神聪、太阳、夹脊、外劳宫、十宣、膝眼、胆囊</td></tr>
</table>

▲肺经学习要点

1. 经脉循行

2. 主治概要

3. 常用腧穴的定位和主治作用

尺泽、列缺、太渊、鱼际、少商；

[3]中府、孔最。

★ 学习指导

1. 位于肘横纹的腧穴有：

尺泽：肺经，肘横纹中，肱二头肌腱桡侧缘；

少海：心经，在肘横纹内侧端与肱骨内上髁连线中点；

小海：小肠经，在肘内侧，当尺骨鹰嘴与肱骨内上髁之间凹陷处；

曲泽：心包经，在肘横纹中，当肱二头肌腱的尺侧缘；

曲池：大肠经，在肘横纹外侧端，屈肘，当尺泽与肱骨外上髁连线中点。

2. 肺经疗效较好的腧穴有：

(1)少商：治咽喉痛；

(2)孔最：发汗效最好、治咯血；

(3)列缺：四总穴之一，治头项部病证；

(4)太渊:输穴、原穴、八会穴,疗效较广;

(5)鱼际:荥穴,泻肺热。

※单元学习自测

701. 手太阴肺经起于(　　)
    A. 心包
    B. 心
    C. 中焦
    D. 胸中
    E. 中指端

702. 手太阴肺经在上肢的分布是(　　)
    A. 内侧前廉
    B. 外侧前廉
    C. 内侧中行
    D. 外侧后廉
    E. 内侧后廉

703. 尺泽穴位于(　　)
    A. 肱二头肌腱桡侧缘
    B. 肱二头肌腱尺侧缘
    C. 肱二头肌腱桡侧缘的肘横纹中
    D. 肱二头肌腱尺侧缘的肘横纹中
    E. 肱二头肌腱尺侧缘向外 0.5 寸处

704. 治疗咽喉肿痛,宜点刺出血,应首选(　　)
    A. 少商
    B. 鱼际
    C. 太渊
    D. 经渠
    E. 列缺

705. 患者外感风热,咽喉赤肿疼痛,吞咽困难,咽干,咳嗽。治疗应首选(　　)
    A. 列缺
    B. 内庭
    C. 太溪
    D. 少商
    E. 廉泉

706. 患者因肺肾阴虚,虚火妄动,脉络受伤而致咯血。治疗应首选(　　)
    A. 孔最
    B. 梁丘
    C. 隐白
    D. 曲泽
    E. 定喘

参考答案

701:C, 702:A, 703:C, 704:A, 705:D, 706:A

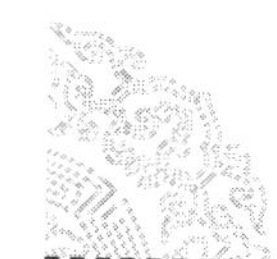

第八单元

手阳明大肠经、腧穴

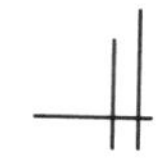

▲ **学习要点**

1. 经脉循行
2. 主治概要
3. 常用腧穴的定位和主治作用：

商阳、合谷、曲池、肩髃、迎香；

[23]手三里；

[3]阳溪、偏历、扶突。

★ **学习指导一**

1. 与齿联系的经脉

(1)大肠经入下齿中，挟口交叉至鼻翼旁(迎香穴)；

(2)胃经，“入上齿中”、“循颊车”等。

2. 与口、唇联系的经脉　有胃经、大肠经、小肠经、肝经。

(1)胃经：……入上齿中，还出挟口，环唇，下交承浆……其支者：起于鼻……；

(2)小肠经：其支者……抵于鼻，至目锐眦……；

(3)肝经：其支者；从目系下颊里，环唇内；

(4)大肠经：……贯颊，入下齿中；还出挟口，交人中——左之右、右之左，上挟鼻孔……。

3. 合谷　治妇科病如滞产、四总穴之一治面口腔病、治肠胃病如腹胀腹泄腹痛、治高热风寒、治皮肤病荨麻疹等。

4. 迎香　治鼻病及面部病证。

5. 商阳　定位。

在手指末节的腧穴总结：

少商：肺经，手拇指末节桡侧，距指甲角 0.1 寸；

中冲：心包经，在手中指末节尖端中央；

少冲：心经，在手小指末节桡侧，距指甲角 0.1 寸；

商阳:大肠经,在手食指末节桡侧,距指甲角 0.1 寸;

关冲:三焦经,在手环指末节尺侧,距指甲角 0.1 寸;

少泽:小肠经,在手小指末节尺侧,距指甲角 0.1 寸;

记忆参见上篇,45 尺关泽(对照:师傅吃馆子)。

★ 学习指导二

1. 曲池　大肠经合穴,主治:胃肠道病证、妇科病(痛经、月经不调、带下)、外科病(荨麻疹、癣、疮疡)、神经病(烦躁、易惊、抽搐等)。

2. 手三里　阳溪与曲池连线上,肘横纹下 2 寸,治急性腰扭伤等。

3. 偏历　腕横纹上 3 寸,络穴,治外感头痛等。

4. 阳溪　取穴,拇长、短伸肌腱之间,治局部病证,如扭伤等。

5. 颈部腧穴定位总结(了解)

扶突:大肠经,在颈外侧部,结喉旁,当胸锁乳突肌前、后缘之间;

天鼎:大肠经,在颈外侧部,胸锁乳突肌后缘,当结喉旁,扶突与缺盆连线的中点;

人迎:胃经,在颈部,喉结旁,当胸锁乳突肌的前缘,颈总动脉搏动处;

水突:胃经,在颈部,胸锁乳突肌的前缘,当人迎与气舍连线的中点;

缺盆:胃经,在锁骨上窝中央,距前正中线 4 寸;

气舍:胃经,在颈部,当锁骨内侧端的上缘,胸锁乳突肌的胸骨头与锁骨头之间;

天窗:小肠经,在颈外侧部,胸锁乳突肌的后缘,扶突后,与喉结相平;

天容:小肠经,在颈外侧部,当下颌角的后方,胸锁乳突肌的前缘凹陷中;

天牖:三焦经,在颈侧部,当乳突的后下方,平下颌角,胸锁乳突肌的后缘;

廉泉:任脉,在颈部,当前正中线上,结喉上方,舌骨上缘凹陷处。

※单元学习自测

801. 下列哪项与手阳明大肠经循行没有直接联系(　　)

A. 出合谷两骨之间

B. 出肩解,绕肩胛

C. 出柱骨之会上

D. 人下齿中

E. 上夹鼻孔

802. 迎香穴位于(　　)

A. 鼻孔外缘,旁开 0.5 寸

B. 鼻翼外缘,旁开 0.5 寸

C. 鼻翼外缘中点,旁开 0.5 寸

D. 鼻翼上缘中点,旁开 0.5 寸

E. 平鼻孔,当鼻唇沟中

803. 治疗滞产,应首选(　　)

A. 合谷
B. 太冲
C. 足三里
D. 血海
E. 至阴

804. 患者外感风寒，咽喉赤肿疼痛，吞咽困难，咽干，咳嗽。治疗应首选（　　）
A. 合谷
B. 内庭
C. 太溪
D. 鱼际
E. 廉泉

805. 治疗口眼㖞斜，应首选（　　）
A. 解溪
B. 足三里
C. 丰隆
D. 合谷
E. 曲池

806. 曲池在五输穴中，属（　　）
A. 井穴
B. 荥穴
C. 合穴
D. 经穴
E. 输穴

807. 手三里穴位于（　　）
A. 曲池穴下 3 寸处
B. 曲池穴下 2 寸处
C. 曲池穴下 1 寸处
D. 阳溪穴上 7 寸处
E. 阳溪穴上 8 寸处

参考答案

801:B，802:C，803:A，804:A，805:D，806:C，807:B

第九单元

足阳明胃经、腧穴

▲ 学习要点

1. 经脉循行
2. 主治概要
3. 常用腧穴的定位和主治作用：

地仓、颊车、下关、天枢、足三里、上巨虚、丰隆、内庭；

[23] 头维、归来；

[3]承泣、四白、人迎、梁门、梁丘、下巨虚、条口、解溪、厉兑。

★ **学习指导一**

1. 胃经循行为分支最多者(5 条分支)。

2. 胸腹部的经脉,正中线为任脉,侧线为:

第一侧线,肾经(胸部离正中线 2 寸,腹部离正中线 0.5 寸);

第二侧线,胃经(胸部离正中线 4 寸,腹部离正中线 2 寸);

第三侧线,脾经(胸部离正中线 6 寸,腹部离正中线 4 寸);

再往后侧分布是肝经、胆经(有交叉),腰背部为膀胱经(一、二侧线)。

★ **学习指导二**

1. 颊车　在面颊部,下颌角前上方约 1 横指(中指),当咀嚼时咬肌隆起,按之凹陷处,治面部疾患。

2. 下关　在面部耳前方,当颧弓与下颌切迹所形成的凹陷中,需闭口取穴,最后针刺,治下颌关节等局部病证。

3. 天枢　主治胃肠病(腹泻、便秘等)、妇科病(痛经、月经不调等)。

4. 足三里(四总穴,合穴)　强壮、补益气血为主、保健(要得一身安,三里水不干)、健脾和胃、宁心安神作用(失眠、胃神经官能症)、治乳痛等。

5. 丰隆(络穴)　在小腿前外侧,当外踝尖上 8 寸,条口外,距胫骨前缘二横指(中指):祛痰要穴。

6. 内庭　在足背当第 2、3 跖骨结合部前方凹陷处,治胃火牙痛要穴。

7. 上巨虚　大肠下合穴,当犊鼻下 6 寸,距胫骨前缘一横指(中指),治便秘和菌痢。

8. 梁丘(郄穴)　屈膝,大腿前面,当髂前上棘与髌底外侧端的连线上,髌底上 2 寸,治胃痛。

9. 阳明经上腧穴多用于治疗中风、偏瘫,“治痿独取阳明”。

10. 与眼密切联系的经脉有:

手足太阳胃内眦,手足少阳小(肠)外眦,目系系心肝相连,督至目下全连眼。

①小肠经:其支者……至目锐眦,却入耳中。……其支者……抵鼻,至目内眦;

②膀胱经:……起于目内眦,上额,交巅;

③胃经:起于鼻,交頞中,旁约太阳之脉(睛明);

④胆经:……起于目锐眦,上抵头角,下耳后;

⑤三焦经:……其支者,从耳后入耳中,出走耳前,过客主人,前交颊,至目锐眦;

⑥肝经：……上入颃颡，连目系，上出额…其支者；从目系下颊里；
⑦心经：……其支者……系目系；
⑧督脉：……上颐，环唇，上系两目之下中央……。

※单元学习自测

901. 脐上4寸，前正中线旁开2寸的腧穴是(　　)
A. 不容
B. 承满
C. 梁门
D. 关门
E. 滑肉门

902. 神阙穴旁开2寸处的腧穴是(　　)
A. 阴交
B. 水分
C. 天枢
D. 气海
E. 大横

903. 患者，男，47岁。下肢弛缓无力1年余，肌肉明显萎缩，功能严重受限，并感麻木，发凉，腰酸，头晕，舌红少苔，脉细数。治疗应首选(　　)
A. 阳明经穴
B. 太阳经穴
C. 督脉经穴
D. 少阳经穴
E. 厥阴经穴

904. 足阳明胃经的原穴是(　　)
A. 内庭
B. 陷谷
C. 冲阳
D. 解溪
E. 丰隆

905. 患者牙痛剧烈，伴口臭，口渴，便秘，舌苔黄，脉洪。治疗应首选(　　)
A. 风池
B. 外关
C. 足三里
D. 地仓
E. 内庭

906. 下合穴中可治疗肠痈、痢疾的是(　　)
A. 足三里
B. 上巨虚
C. 下巨虚
D. 委中
E. 阳陵泉

907. 既是腑会穴，又是胃之募穴的是(　　)
A. 章门
B. 胃俞
C. 中脘
D. 日月
E. 天枢

908. 下列各穴中，常用于保健并具有强壮作用的是（　　）
A. 关元俞
B. 肾俞
C. 脾俞
D. 足三里
E. 气海俞

909. 治疗因痰饮引起的呕吐，除取主穴外，还应加（　　）
A. 脾俞、章门
B. 下脘、足三里
C. 上脘、行间
D. 梁门、内庭
E. 膻中、丰隆

参考答案

901:C，902:C，903:A，904:C，905:E，906:B，907:C，908:D，909:E

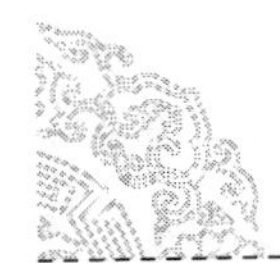

第十单元

足太阴脾经、腧穴

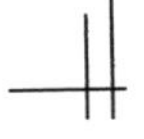

▲ **学习要点**

1. 经脉循行
2. 主治概要
3. 常用腧穴的定位和主治作用：

隐白、公孙、三阴交、阴陵泉、血海；

[3]太白、地机、大横、大包。

★ **学习指导一**

大包穴，脾之大络，在腋中线上，当第6肋间隙处。邻近的主要腧穴有：

期门：肝经，肝经募穴，第6肋间隙，前正中线旁开4寸；

日月：胆经，胆经募穴，第7肋间隙，前正中线旁开4寸；

章门：肝经，脾经募穴，当第11肋游离端的下方；

京门：肾经，肾经募穴，章门后1.8寸，当十二肋骨游离端的下方。

★ **学习指导二**

1. 脾经在足内侧四穴

公孙：在足内侧缘，当第一跖骨基底部的前下方；脾经络穴、八脉交会穴通冲脉；

太白：在足内侧缘，当足大趾本节（第1跖骨关节）后下方赤白肉际凹陷处；脾经原穴、输穴；

大都：在足内侧缘，当足大趾本节（第 1 跖趾关节）前下方赤白肉际凹陷处；脾经荥穴；

地机：当内踝尖与阴陵泉的连线上，阴陵泉下 3 寸。脾经郄穴，治月经病血证效好。

2. 在足趾末端腧穴总结　均为井荥，可用于急救，浅刺。

隐白：脾经，在足大趾末节内侧，距趾甲角 0.1 寸。

厉兑：胃经，在足第 2 趾末节外侧，距趾甲角 0.1 寸。

足窍阴：胆经，在足第 4 趾末节外侧，距趾甲角 0.1 寸。

至阴：膀胱经，在足小趾末节外侧，距趾甲角 0.1 寸。转胞胎要穴。

涌泉：肾经，在足底部，卷足时足前部凹陷处，约当第 2、3 趾趾缝纹头端与足跟连线的前 1/3 与后 2/3 交点上。

★ 学习指导三

参见上篇第四单元例 4.7，胸腹部以肚脐（神阙穴）为中心的主要腧穴有：

1. 横向　肓俞（肾经，脐中旁开 0.5 寸）；天枢（胃经，旁开 2 寸）；大横（脾经，旁开 4 寸）；带脉（胆经，章门下 1.8 寸，当第 12 肋骨游离端下方垂线与脐水平线的交点上）。

2. 纵向　任脉脐上 123456（水下溅盅上俱缺）：水分、下脘、建里、中脘、上脘、巨阙；

任脉脐下 54321[曲终关门吾（0.5）气倒]：曲骨、中极、关元、石门、气海 1.5. 阴交；

肾经脐上 23456（曲径都通幽）：窗曲、石关、阴都、腹通谷、幽门；

肾经脐下 54321（很大气满足）：横骨、大赫、气穴、四满、中注；

胃经脐上 654321（不满粮门太花肉）：不容、承满、梁门、关门、太乙、滑肉门）；

胃经脐下 12345（外来大姐道来气）：外陵、大巨、水道、归来、气冲。

★ 学习指导四

膝关节周围主要穴位总结：

1. 膝下

阴陵泉：脾经，合穴，在小腿内侧，当胫骨内侧踝后下方凹陷处；

阳陵泉：胆经，在小腿外侧，当腓骨小头前下方凹陷处。

2. 膝中

曲泉：肝经，合穴，在膝内侧，屈膝，当膝关节内侧端，股骨内侧髁的后缘，半

腱肌、半膜肌止端的前缘凹陷处；

阴谷：肾经，合穴在腘窝内侧，屈膝时，当半腱肌肌腱与半膜肌肌腱之间；

委中：膀胱经，合穴，在腘横纹中点，当股二头肌腱与半腱肌肌腱的中间；

委阳：膀胱经，三焦下合穴，在腘横纹外侧端，当股二头肌腱的内侧；

膝阳关：膀胱经，在膝外侧，当股骨外上髁上方的凹陷处。

3. 膝上

血海：脾经，屈膝，在大腿内侧，髌底内侧端上 2 寸，当股四头肌内侧头的隆起处；

梁丘：胃经，胃经郄穴，屈膝，大腿前面，当髂前上棘与髌底外侧端的连线上，髌底上 2 寸。

★ 学习指导五

1. 脾经治脾胃病，妇科、前阴病等效较好；

2. 三阴交　治生殖系统（妇女的经、带、胎、产，男性阳痿、早泄）、皮肤病（神经性皮炎、湿疹、荨麻疹）、泌尿系统（遗尿）、久病大病后等。

※单元学习自测

1001. 大包穴位于腋中线上的（　　）
  A. 第 3 肋间隙
  B. 第 4 肋间隙
  C. 第 5 肋间隙
  D. 第 6 肋间隙
  E. 第 7 肋间隙

1002. 公孙穴位于（　　）
  A. 第一跖骨小头后缘，赤白肉际处
  B. 第一跖骨小头前缘，赤白肉际处
  C. 第一跖骨趾关节部，赤白肉际处
  D. 第一跖骨基底部前下缘，赤白肉际处
  E. 第一跖骨基底部后下缘，赤白肉际处

1003. 下列各穴中，属足太阴脾经的是（　　）
  A. 大横
  B. 章门
  C. 期门
  D. 梁门
  E. 带脉

1004. 血海穴位于（　　）
  A. 髌骨上缘中点上 2 寸
  B. 髌骨内上缘上 2 寸
  C. 髌骨外上缘上 2 寸
  D. 髌骨内下缘上 2 寸
  E. 髌骨外下缘上 2 寸

1005. 患者，女，26 岁。非周期性子宫出血，量多、色紫红、质稠，夹有血块，腹痛拒按，舌红苔黄，脉弦数。治疗应首选(　　)

A. 气海
B. 中极
C. 三阴交
D. 隐白
E. 太冲

1006. 患者，女，25 岁。痛经 2 年，经行不畅，小腹胀痛拒按，经色紫红，夹有瘀块，血块下后痛可缓解，舌有瘀斑，脉沉涩。治疗应以哪组经脉腧穴为主(　　)

A. 任脉、足少阴经
B. 任脉、足阳明经
C. 督脉、足厥阴经
D. 任脉、足太阴经
E. 督脉、足阳明经

参考答案

1001:D，1002:D，1003:A，1004:B，1005:C，1006:D

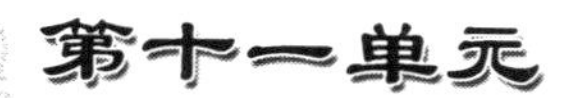

第十一单元

手少阴心经、腧穴

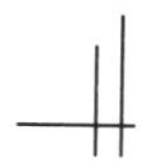

▲ 学习要点

1. 经脉循行
2. 主治概要
3. 常用腧穴的定位和主治作用：

通里、神门、少冲；

[23]少海、阴郄；

[3]极泉

★ 学习指导一

腕横纹周围的穴位总结：

1. 掌侧[渊陵神(冤灵神)]

太渊：肺经，桡侧，桡动脉搏动处；原穴、输穴，脉会；

大陵：心包经，在腕掌横纹的中点处，当掌长肌腱与桡侧腕屈肌腱之间；原穴、输穴；

神门：心经，腕横纹尺侧端，尺侧腕屈肌腱桡侧。

2. 背侧[溪池谷(鸡吃谷)]

阳溪:大肠经,手拇指向上翘时,当拇短伸肌腱与拇长伸肌腱之间的凹陷中;经穴;

阳池:三焦经,当指总伸肌腱的尺侧缘凹陷处;原穴;

阳谷:太阳经,当尺骨茎突与三角骨之间的凹陷处;经穴。

★ 学习指导二

心经腧穴主治

少海(神志病、局部病);

通里(络穴,治音哑较好);

阴郄(郄穴,治血证);

神门(治失眠,配三阴交;治无脉症,配太渊;治产后失血等)。

※单元学习自测

1101. 腕横纹尺侧端,尺侧腕屈肌腱桡侧凹陷中的腧穴是(　　)
A. 神门
B. 大陵
C. 列缺
D. 太渊
E. 内关

1102. 属手少阴心经的腧穴是(　　)
A. 尺泽
B. 曲泽
C. 曲池
D. 少海
E. 支沟

1103. 心经的络穴是(　　)
A. 少府
B. 神门
C. 阴郄
D. 灵道
E. 通里

1104. 患者,男,45 岁。自觉心慌心烦,时息时作,健忘失眠。治疗应首选(　　)
A. 三阴交
B. 神门
C. 足三里
D. 太溪
E. 合谷

1105. 患者,女,45 岁。失眠 2 个月,近日来入睡困难,有时睡后易醒,醒后不能再睡,甚至彻夜不眠,舌苔薄,脉沉细。治疗应首选(　　)
A. 神门、内关
B. 神门、胆俞
C. 神门、三阴交
D. 心俞、脾俞

E. 心俞、足三里

参考答案

1101:A，1102:D，1103:E，1104:B，1105:C

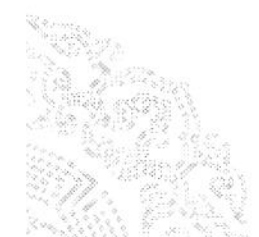

第十二单元

手太阳小肠经、腧穴

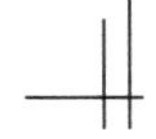

▲ 学习要点

1. 经脉循行
2. 主治概要
3. 常用腧穴的定位和主治作用:

少泽、后溪、养老、天宗、听宫;

[3]支正、颧髎。

★ 学习指导一

小肠经循行特点:

1. 出肩解,绕肩胛。

2. 一分支:……至目锐眦,却入耳中。另一分支:……抵鼻,至目内眦(与足太阳膀胱相交接)。

3. 与耳联系较密切的经络还有(少阳经和太阳经):

①手少阳三焦经:…其支者…上项,系耳后,直上出耳角…;其支者:从耳后入耳中,出走耳前,过客主人;

②足少阳胆经:……其支者…从耳后,入耳中,出走耳前,至目锐眦后;

③足太阳膀胱经:其支者:从巅至耳上角;

④足阳明胃经:上耳前;

⑤阴阳跷脉并入耳后;

⑥阳维脉循头入耳。

★ 学习指导二

1. 在耳前的腧穴,从上到下依次为,焦小胆,门听会(对照:叫小丹,门厅会)

耳门:三焦经,当耳屏上切迹的前方,下颌骨髁状突后缘,张口有凹陷处;

听宫:小肠经,耳屏前,下颌骨髁状突的后方,张口时呈凹陷处;

听会:胆经,当耳屏间切迹的前方,下颌骨髁突的后缘,张口有凹陷处。

2. 腧穴主治

少泽:通乳要穴;

后溪:八脉交会穴,通督脉;

天宗:在肩胛部,冈下窝中央凹陷处,平第四胸椎,治局部病、咳嗽气喘、乳痈。

※单元学习自测

1201. 手太阳小肠经与足太阳膀胱经的交接部位是( )

A. 目外眦

B. 目内眦

C. 目中

D. 目内眦下

E. 目外眦上

1202. 至目外眦,转入耳中的经脉是( )

A. 足太阳膀胱经

B. 足阳明胃经

C. 足少阳胆经

D. 手少阳三焦经

E. 手太阳小肠经

A. 手少阳三焦经

B. 足少阳胆经

C. 手太阳小肠经

D. 足阳明胃经

E. 手阳明大肠经

1203. 天宗穴归属( )

1204. 天枢穴归属( )

A. 足太阳膀胱经

B. 足阳明胃经

C. 足少阳胆经

D. 手少阳三焦经

E. 手太阳小肠经

1205. 至目外眦,转入耳中的经脉是( )

1206. 从耳后,入耳中……至目外眦之下的经脉是( )

1207. 耳屏前,下颌骨髁状突后缘的腧穴是( )

A. 下关

B. 听宫

C. 听会

D. 耳门

E. 颧髎

1208. 手太阳小肠经的郄穴是( )

A. 地机

B. 养老

C. 外丘

D. 郄门

E. 梁丘

参考答案

1201:B，1202:E，1203:C，1204:D，1205:E，1206:C，1207:B，1208:B

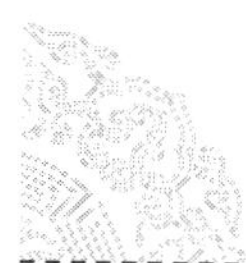

第十三单元

足太阳膀胱经、腧穴

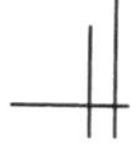

▲ 学习要点

1. 经脉循行

2. 主治概要

3. 常用腧穴的定位和主治作用

睛明、攒竹、肺俞、心俞、膈俞、肝俞、脾俞、肾俞、大肠俞、次髎、委中、承山、昆仑、申脉、至阴；

[23]天柱；

[3]大杼、风门、胆俞、胃俞、膀胱俞、承扶、委阳、膏肓、志室、秩边、飞扬、束骨。

★ 学习指导一

足太阳膀胱的第一侧线(后正经旁开 1.5 寸)，分布有背俞穴，系膀胱经主要考点：

1. 定位特点

①胸椎 1~7，大风肺阴心督膈(大风会嬴心都给，大杼、风门、肺、厥阴、心、督、膈俞)；

②胸椎 9~12：肝胆脾胃俞；

③腰椎 1~5：三肾气大关元(三神去大观园，三焦俞、肾俞、气海俞、大肠俞、关元俞)；

④骶 1~2：赏光(小肠俞、膀胱俞)。

2. 部分背俞穴主治特点

对应脏腑病变+特殊疗效：

肺俞：胸肺病、骨蒸潮热盗汗吐血、黄疸、癫狂、皮肤瘙痒荨麻疹等；

膈俞：血会，血证、膈肌病变、潮热盗汗、荨麻疹等；

肝俞：肝胆病、目疾、吐血衄血、癫狂精神病、胃病等；

气海俞：腰痛腰腿不利瘫痪、痛经崩漏宫血、痔疮等。

★ 学习指导二

本经主要腧穴的主治作用:

次髎:腰痛麻、经带盆腔病、疝气睾丸炎、小便赤淋,对第二骶后孔,即上次中下;

天柱:约当后发际正中旁开 1.3 寸,治头疾;

委中:四总穴,合穴,腰腿痛、中风半身不遂、腹痛吐泻痉疾、小便不利遗尿、丹毒疔疮痔疮湿疹等;

承山:治痔疮要穴、便秘、腰腿痛、腹痛疝气、脚气、局部病、申脉(治失眠、癫痫等);

至阴:转胞胎要穴。

※单元学习自测

1301. 足太阳膀胱经在躯干部的循行部位是(　　)
A. 前面
B. 侧面
C. 后背
D. 上部
E. 下部

1302. 具有强壮保健作用,主治咳喘,肺痨,诸虚百损的腧穴是(　　)
A. 肺俞
B. 脾俞
C. 肾俞
D. 膏肓俞
E. 中府

1303. 采用背俞穴治疗骨蒸、潮热,应首选(　　)
A. 肝俞
B. 肺俞
C. 脾俞
D. 三焦俞
E. 心俞

1304. 采用背俞穴治疗皮肤痒疹,应首选(　　)
A. 肝俞
B. 肺俞
C. 脾俞
D. 三焦俞
E. 心俞

1305. 用背俞穴治疗耳聋,应首选(　　)
A. 肺俞
B. 三焦俞
C. 肝俞
D. 肾俞
E. 脾俞

1306. 患者因外伤闪挫,胁痛如刺,拒按,入夜尤甚,舌质紫暗,脉沉

涩。治疗除取期门、外关、行间穴外,还应取(　　)

A. 阴陵泉、足三里
B. 日月、阴陵泉
C. 心俞、神门
D. 膈俞、三阴交
E. 太溪、内关

A. 肝俞
B. 心俞
C. 脾俞
D. 肺俞
E. 肾俞

1307. 第 9 胸椎棘突下旁开 1.5 寸的腧穴是(　　)

1308. 第 11 胸椎棘突下旁开 1.5 寸的腧穴是(　　)

1309. 治疗胎位不正最常用的腧穴是(　　)

A. 合谷
B. 至阴
C. 三阴交
D. 太冲
E. 足三里

1310. 患者,男,48 岁。大便出血,色鲜红,血量不等,有赘物垂于肛外治疗应首选(　　)

A. 承山
B. 大肠俞
C. 肠俞
D. 膈俞
E. 血海

参考答案

1301:C, 1302:D, 1303:B, 1304:B, 1305:D, 1306:D, 1307:A, 1308:C, 1309:B, 1310:A

第十四单元

足少阴肾经、腧穴

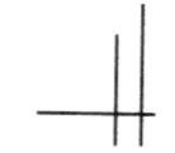

▲ 学习要点

1. 经脉循行
2. 主治概要
3. 常用腧穴的定位和主治

涌泉、太溪、照海;
[23]复溜;
[3]然谷、大钟、肓俞。

★ **学习指导一**

1. 肾经循行于胸腹第一侧线。

2. 与[舌]相联系的经脉：

①肾经循行“循喉咙，挟舌本”；

②脾经：“…挟咽，连舌本，散舌下…”。

★ **学习指导二**

1. 将易混淆的腧穴进行类比，血海属脾经、少海属心经、小海归小肠经、照海归肾经、气海归任脉、气海俞归膀胱经。

2. “阴”字开头命名的主要腧穴（基本上均为大纲要求掌握的腧穴）：阴郄（心包经）、至阴（膀胱经）、头窍阴（胆经）、足窍阴（胆经）、三阴交（脾经）、阴陵泉（脾经）、阴谷（肾经）、阴交（任脉）等。

3. 与之类似的又如：大陵（心包经）、大都（脾经）、大横（脾经）、大包（脾经）、大钟（肾经）、大敦（肝经）、大椎（督脉）等。

4. “天”字开头命名的主要腧穴：天府（肺经）、天池（心包经）、天泉（心包经）、天鼎（大肠经）、天宗（小肠经）、天井（三焦经）、天柱（膀胱经）、天枢（胃经）、天冲（胆经）、天突（任脉）等。

★ **学习指导三**

涌泉：针刺要快，可灸，主治下肢病、急症、肾虚、失音舌干咽痛、小儿惊风、神经精神病等；

太溪：局部病、咽喉牙耳、妇科男科、肺病、消渴、贫血等；

照海：八脉通阴跷，主治失眠、妇科、泌尿系、咽喉目疾、便秘、癔病癫痫等；

复溜：治汗（汗复流）、泌尿系等病；

阴谷：主治生殖系、泌尿系、阴部瘙痒、癫狂等。

※单元学习自测

1401. 沿腹中线旁开 5 分，胸中线旁开 2 寸，到达锁骨下缘的经脉是（　　）
   A. 足阳明胃经
   B. 手太阴肺经
   C. 足少阴肾经
   D. 足太阴脾经
   E. 足厥阴肝经

1402. 分布于胸、腹正中线旁开第一侧线的经脉是（　　）
   A. 足太阴脾经
   B. 足少阴肾经

C. 足阳明胃经
D. 足少阳胆经
E. 足厥阴肝经

1403. 联系舌根,分散于舌下的经脉是(　　)
A. 足厥阴肝经
B. 足少阴肾经
C. 足太阴脾经
D. 足阳明胃经
E. 足少阳胆经

1404. 属足少阴肾经的腧穴是(　　)
A. 血海
B. 少海
C. 小海
D. 照海
E. 气海

1405. 下列腧穴中,归经错误的是(　　)
A. 合谷—大肠经
B. 太溪—肝经
C. 列缺—肺经
D. 阳陵泉—胆经
E. 阴陵泉—脾经

1406. 治疗肾虚型牙痛,除取主穴外,还应加(　　)
A. 外关、风池
B. 太溪、行间
C. 太溪、外关
D. 太冲、曲池
E. 太冲、阳溪

1407. 治疗阴虚牙痛,应首选(　　)
A. 太溪
B. 太冲
C. 行间
D. 内庭
E. 合谷

1408. 治疗热病无汗,应首选(　　)
A. 合谷
B. 复溜
C. 阴郄
D. 郄门
E. 足三里

参考答案

1401:C, 1402:B, 1403:C, 1404:D, 1405:B, 1406:C, 1407:A, 1408:B

第十五单元

手厥阴心包经、腧穴

▲ 学习要点

1. 经脉循行
2. 主治概要

3. 常用腧穴的定位和主治作用

曲泽、内关、劳宫；

[23]郄门；

[3]天池、间使、大陵、中冲。

★ 学习指导

1. 心包经考点较少，多在治疗中涉及主要腧穴，以特定穴为主。

2. 注意肘中腧穴的归经，参见前面分析。

3. 腧穴主治要点

曲泽：合穴，主治心、胃、神志、胸病、热病；

内关：络穴，八脉通阴维，主治局部病、和胃止呕止痛、调节心律、泻热、宁心安神失眠、甲亢、疟疾等，如中脘、内关、足三里治胃痛等；

劳宫：原穴，主治口疮、口臭等；

大陵：配三阴交、血海，主治皮肤瘙痒。

※单元学习自测

1501. 属手厥阴心包经的腧穴是(　　)
A. 尺泽
B. 曲泽
C. 曲池
D. 少海
E. 支沟

1502. 心包经的原穴是(　　)
A. 神门
B. 间使
C. 大陵
D. 内关
E. 太渊

1503. 心包的募穴是(　　)
A. 中脘
B. 天枢
C. 巨阙
D. 膻中
E. 中极

1504. 治疗心悸，应首选(　　)
A. 合谷
B. 尺泽
C. 内关
D. 太冲
E. 劳宫

参考答案

1501:B, 1502:C, 1503:D, 1504:C

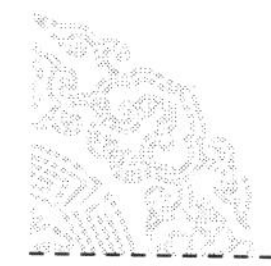

第十六单元

手少阳三焦经、腧穴

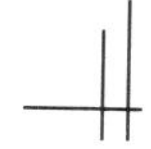

▲ **学习要点**

1. 经脉循行
2. 主治概要
3. 常用腧穴的定位和主治作用

中渚、外关、支沟、肩髎、翳风、丝竹空；

[3]关冲、阳池、角孙、耳门。

★ **学习指导**

1. 三焦经考题较少，注意其经至耳，及耳前三穴定位，参见前面分析。
2. 主要腧穴主治要点

中渚、阳池：治消渴；

支沟：治便秘要穴、耳舌病；

天井：治瘰疬、瘿瘤、荨麻疹；

外关：治局部病、头痛目耳病、热病痄腮、高血压偏瘫等；

肩髎：治肩臂痛，肩重不能举，中风瘫痪，风疹；

翳风：清利头目耳咽、腮腺炎等；

角孙：灯火灸治腮腺炎（折耳廓向前，当耳尖直上入发际处）。

※单元学习自测

1601. 从耳后，入耳中……至目外眦之下的经脉是（　　）

A. 足太阳膀胱经
B. 足阳明胃经
C. 足少阳胆经
D. 手少阳三焦经
E. 手太阳小肠经

1602. 既是络穴，又是八脉交会穴的腧穴是（　　）

A. 太渊
B. 合谷
C. 后溪
D. 外关
E. 阳池

1603. 患者疼痛沿三焦经放散，其病变部位在（　　）
A. 下肢外侧后缘
B. 上肢内侧中线
C. 下肢外侧前缘
D. 上肢外侧中线
E. 上肢内侧后缘

参考答案

1601：D，1602：D，1603：D

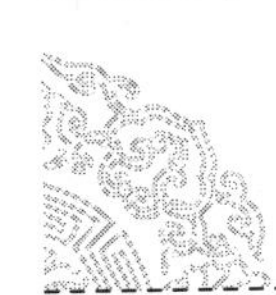

第十七单元

足少阳胆经、腧穴

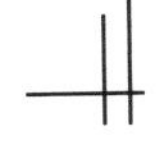

▲ **学习要点**

1. 经脉循行
2. 主治概要
3. 常用腧穴的定位和主治作用

阳白、风池、环跳、阳陵泉、悬钟、丘墟、足临泣；

[23]听会、风市；

[3]瞳子髎、完骨、头临泣、肩井、日月、带脉、光明、侠溪、足窍阴。

★ **学习指导**

1. 手、足少阳经与耳联系密切，治耳及相关病症。
2. 主要腧穴

风池：在胸锁乳突肌与斜方肌上端附着部之间的凹陷中，治头痛头疾、目疾、鼻渊、耳病、中风口眼㖞斜等；

肩井：乳痈难产宫血难产、中风高血压、小儿麻痹后遗症等；

阳陵泉：筋会，胆合，治胁痛，偏瘫等。

3. 四个分段定位的腧穴定位记忆，参见“外三环路上人向前涌”

环跳：当股骨大转子最凸点与骶管裂孔连线的外三分之一与中三分之一交点处，类似定位还有涌泉穴、人中、球后穴等穴；

涌泉：肾经，约当第 2、3 趾趾缝纹头端与足跟连线的前 1/3 与后 2/3 交点上；

人中：督脉，当人中沟的上 1/3 与中 1/3 交点处；

球后：经外奇穴，在面部，当眶下缘外四分之一与内四分之三交界处。

※单元学习自测

1701. 循行于下肢外侧中线的经脉是(　　)
A. 足太阴脾经
B. 足阳明胃经
C. 足厥阴肝经
D. 足少阳胆经
E. 足太阳膀胱经

1702. 患者,男,40岁。素患偏头痛,胸闷胁胀,舌边稍赤,脉弦数。处方选用柴胡为"引经报使"药。其病位当在(　　)
A. 太阳经
B. 少阳经
C. 阳明经
D. 少阴经
E. 厥阴经

1703. 从耳后,入耳中,出走耳前,至目锐眦后的经脉是(　　)
A. 足太阳膀胱经
B. 足阳明胃经
C. 足少阳胆经
D. 手少阳三焦经
E. 手太阳小肠经

1704. 悬钟穴位于(　　)
A. 外踝后缘中点上3寸,腓骨后缘
B. 外踝前缘中点上3寸,腓骨后缘
C. 外踝下缘中点上3寸,腓骨后缘
D. 外踝高点上3寸,腓骨前缘
E. 外踝上缘中点上3寸,腓骨后缘

1705. 耳尖直上,当入发际1.5寸处的腧穴是(　　)
A. 曲鬓
B. 完骨
C. 率谷
D. 角孙
E. 风池

1706. 治疗目赤肿痛,口苦烦热,应首选(　　)
A. 球后
B. 四白
C. 阳白
D. 养老
E. 太冲

1707. 患者,男,43岁。两耳轰鸣,按之不减,听力减退,兼见烦躁易怒,咽干,便秘,脉弦。治疗应首选(　　)
A. 手、足太阴经穴
B. 手、足少阴经穴
C. 手、足少阳经穴
D. 手阳明经穴
E. 足太阳经穴

1708. 大椎穴与肩峰连线中点的腧穴

是（　　）

A. 定喘

B. 大杼

C. 风门

D. 肩井

E. 曲垣

1709. 患者，男，28 岁。胁肋胀痛，口苦，急躁易怒，舌苔薄黄，脉弦滑。治疗应首选（　　）

A. 足三里

B. 阳陵泉

C. 委中

D. 丰隆

E. 上巨虚

参考答案

1701：D，1702：B，1703：C，1704：D，1705：C，1706：C，1707：C，1708：D，1709：B

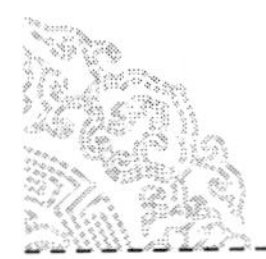

第十八单元

足厥阴肝经、腧穴

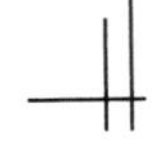

▲ 学习要点

1. 经脉循行
2. 主治概要
3. 常用腧穴的定位和主治作用

大敦、太冲、期门；

[23]行间；

[3]蠡沟、曲泉、章门。

★ 学习指导

本经腧穴主治要点：

大敦、行间：主治调理肝气、生殖系病、镇静息风。行间泻肝火要穴；

太冲：通经行气、喉鼻咽目口唇等器官病、脏腑病、镇静息风、抽搐、降血压等；

期门：治肝胃病呕吐呃逆泻泄、奔豚、疟疾等。

※单元学习自测

1801. 足厥阴肝经与足太阴脾经循行交叉，变换位置是在（　　）

A. 外踝上 8 寸处

B. 内踝上 2 寸处

C. 内踝上3寸处

D. 内踝上5寸处

E. 内踝上8寸处

1802. 患者情志抑郁，两胁疼痛，乳中结核，脉弦。属何经病变( )

A. 足阳明胃经

B. 足太阳膀胱经

C. 足厥阴肝经

D. 足少阳胆经

E. 足少阴肾经

1803. 治疗目赤肿痛，应首选( )

A. 大敦

B. 行间

C. 曲泉

D. 期门

E. 丘墟

参考答案

1801:E，1802:C，1803:B

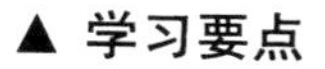

第十九单元

督脉、腧穴

▲ **学习要点**

1. 经脉循行

2. 主治概要

3. 常用腧穴的定位和主治作用

腰阳关、大椎、哑门、百会、水沟、印堂；

[3]长强、命门、至阳、身柱、风府、上星、素髎。

★ **学习指导**

1. 督脉循行入络脑(髓)，注意腧穴定位。

2. 督脉泻的作用较强。

大椎：主治退热要穴解表泻热、治疟疾要穴、息风止痉如颈项强直角弓反张；息风止痛，如风疹、荨麻疹、清热利胆如黄疸、局部病症如颈椎病落枕等；

哑门：舌强不语、暴哑、瘛纵癫疾、脑瘫、脑膜炎、脊髓炎；

百会：升阳举陷，脱肛、泄泻、阴挺、内脏下垂，息风止痉，头痛、头胀、瘛纵癫狂、癔病、美尼尔、神经性头痛；益智作用，老年痴呆，脑供不足，中风偏瘫不语；

水沟：醒脑开窍，昏迷、晕针、昏厥、虚脱、休克；活血化瘀，急性腰扭伤；息风

止痉,中风、口眼牙紧闭,昏晕车船;

腰阳关:平 L4,调经止带,温阳固精阳痿;腰痛、神经痛等;

神庭:目疾、鼻病,癫痫,神经官能症等。

※单元学习自测

A. 后溪
B. 公孙
C. 太渊
D. 列缺
E. 内关

1901. 在八脉交会穴中,通任脉的是(　　)

1902. 在八脉交会穴中,通督脉的是(　　)

1903. 治疗中风闭证,除选太冲、劳宫外还应为(　　)
A. 涌泉
B. 水沟
C. 下关
D. 中冲
E. 丰隆

1904. 主治热病,疟疾,项背强急的腧穴是(　　)
A. 曲池
B. 合谷
C. 大椎
D. 风池
E. 太冲

1905. 百会穴在头正中线上,其具体位置在(　　)
A. 入前发际 7 寸
B. 入前发际 5 寸
C. 入后发际 6 寸
D. 头顶旋毛中
E. 两耳连线上

参考答案

1901:D, 1902:A, 1903:B, 1904:C, 1905:B

第二十单元

任脉、腧穴

▲ 学习要点

1. 经脉循行
2. 主治概要

3. 常用腧穴的定位和主治作用

中极、关元、气海、神阙、中脘、膻中、廉泉；

[23]承浆；

[3]下脘、建里、上脘、天突。

★ 学习指导一

络脉走向及分布：

任脉络鸠尾散腹、督络长强散头、脾之大络大包散腹胸胁、肺络入掌中散鱼际、心络入心系系舌本属目系、心包络心系、肾络走心包、大肠络上曲颊偏齿入耳合宗脉、胃络头项喉，脾络肠胃。

★ 学习指导二

1. 任脉募穴较多，其腧穴定位是考点之一。

2. 任脉腧穴偏于强壮补益作用。

中极：生殖系，经带痿、产后恶露不尽、阴挺、疝气；积聚、水肿、冷痛、冷气上冲；休克尸厥恍惚；膀胱病等（膀胱募穴，脐下 4 寸）；

关元：调理冲任要穴，月经不调、痛经；温肾培元，阳痿、早泄、尿痛、痛经；回阳救逆，中风脱证；强壮作用，瘦弱；尿道、肠炎、盆腔炎等（小肠募穴，脐下 3 寸）；

气海：补气行气，脏气虚惫、气喘、心下痛、腹痛、大便不通、奔豚；调理冲任止血，月经带下病、崩漏；培元固肾，阳痿、遗精、滑精、疝气、遗尿；中风脱证；强壮作用，肌体瘦弱、四肢无力等（肓之原穴，脐下 1.5 寸）；

神阙：回阳救逆，中风脱证、尸厥、角弓反张；健脾和胃止痛，泄痢、绕脐腹痛、肠炎；妇人血冷不受胎、产后尿潴留；脱肛、五淋、水肿鼓胀等。（禁刺宜灸）；

中脘：肠胃病，痛、泄、秘、胀、呕、炎、疡；脏躁、失眠；喘息不止；荨麻疹；癫痫、尸厥、食物中毒等（胃募，脐上 4 寸）；

廉泉：各种舌病、中风失语；

膻中：心胸肺及气病，产妇乳少、乳腺炎（气会、心包募穴）。

※单元学习自测

2001. 任脉的络脉从鸠尾处分出后，散布于（　　）

A. 胸部

B. 胁肋部

C. 胸胁部

D. 腹部

E. 胸腹部

2002. 主治虚脱，肠鸣腹痛，泄泻等症

的腧穴是(　　)
A. 天枢
B. 中脘
C. 中极
D. 神阙
E. 百会

2003. 患者,男,68岁。家属代诉:患者于今日下午外出散步,突然昏仆,不省人事,半身不遂,目合口张,鼻鼾息微,遗尿,汗出,四肢厥冷,脉细弱。治疗应首选(　　)
A. 督脉经穴,灸法
B. 任脉经穴,灸法
C. 背俞穴,灸法
D. 足阳明经穴,灸法
E. 足厥阴经穴,针刺用泻法

参考答案:2001:D, 2002:D, 2003:B

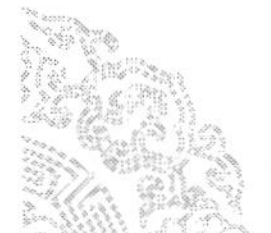

第二十一单元

奇　　穴

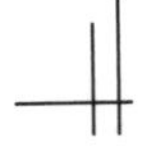

▲ 学习要点

下列奇穴的定位和主治作用

四神聪、太阳、夹脊、外劳宫、十宣、膝眼、胆囊;

[23]阑尾;

[3]金津、牵正、安眠、三角灸、定喘、胃脘下俞、腰眼、腰痛点、八邪、四缝、八风。

★ 学习指导

1. 经外奇穴疗效独特,须记住大纲要求的腧穴的定位和主治作用。

2. 夹脊分段:在第1胸椎~第5腰椎棘突下两侧距后正中线0.5寸,一侧17穴。上胸部——心肺、上肢疾病;下胸部——胃肠疾病;腰部——腰腹及下肢疾病。

※单元学习自测

2101. 四缝穴的位置在(　　)
A. 手1~5指间,指蹼缘后方赤白肉际处
B. 手1~4指掌侧,指骨关节横

纹中点处

C. 手2~5指掌侧,近端指骨关节横纹中点处

D. 手1~4指掌侧,近端指骨关节横纹中点处

E. 手2~5指掌侧,掌指关节横纹中点处

2102. 治疗小儿疳积、百日咳,应首选( )

A. 足三里

B. 四缝

C. 合谷

D. 曲池

E. 大椎

2103. 治疗昏迷,癫痫,高热,咽喉肿痛,应首选( )

A. 四缝

B. 十宣

C. 八邪

D. 合谷

E. 曲池

参考答案

2101:C, 2102:B, 2103:B

第二十二单元

毫 针 刺 法

本单元主要在实践技能中测试,笔试时考一些重点内容,但试题相对较少。

【学习项目一】针刺准备[23]

▲ 学习要点

1. 消毒[3]
2. 体位[23]

★ 学习指导

1. 选择体位主要从便于针灸操作和病人舒适方面考虑,一般容易判断。

2. 消毒:包括针具、医者手指、针刺部位、治疗室的消毒。

针具器械消毒以高压蒸气、煮沸、药液浸泡消毒。高压蒸气灭菌法:一般98~147kPa的压强,115~123℃的高温,保持30分钟;75%酒精;84消毒液等。

医者手指消毒,须先用肥皂水涮洗干净,再用75%酒精棉球或0.5%碘伏消毒;施术部位消毒:用75%酒精棉球或0.5%碘伏消毒。

【学习项目二】进针方法

▲ **学习要点**

1. 指切进针法
2. 夹持进针法
3. 舒张进针法
4. 提捏进针法

★ **学习指导**

常用进针法及适用部位

进针法	用针	举例
指切进针法	短针	四肢末端等,如内关、太溪、照海
夹持进针法	长针	肌肉丰厚处,如环跳、风市
提捏进针法	皮肤浅薄部位	头部等,印堂、地机、攒竹
舒张进针法	皮肤松弛部位	腹部等,天枢、中脘、关元

【学习项目三】针刺角度和深度

▲ **学习要点**

1. 角度
2. 深度[23]

★ **学习指导**

针刺的角度,直刺(90°左右)、斜刺(45°左右)、横刺(又称平刺或沿皮刺,15°左右)。

针刺的深度根据年龄、体质、病情、部位、季节等因素决定。

【学习项目四】行针手法

▲ **学习要点**

基本手法

辅助手法[23]

★ **学习指导**

基本手法有提插、捻转法。

辅助手法:循、弹、刮、摇、飞、震颤法。

【学习项目五】得气

▲ **学习要点**

得气的概念与临床意义。

★ 学习指导

得气又称针感，患者和医者都有感觉，直接关系到疗效。

【学习项目六】针刺补泻

▲ 学习要点

1. 捻转补泻
2. 疾徐补泻[3]
3. 提插补泻
4. 迎随补泻[3]
5. 呼吸补泻[3]
6. 开阖补泻[3]
7. 平补平泻

★ 学习指导

针刺补泻手法表

手法名	补法	泻法
提插法	先浅后深、重插轻提，幅度小，频率慢，时间短	（反之）
捻转法	角度小、用力轻、频率慢、时间短	（反之）
平补平泻	得气后用均匀的提插捻转手法	
疾徐法	徐徐插入，快速出针（慢进快出）	（反之）
迎随法	针尖随着经脉循行方向进针（迎而泻之，随而济之）	（反之）
呼吸法	呼气时进针，吸气时出针（呼进吸出）	（反之）
开阖法	出针时按针孔（出而按之）	（反之）

【学习项目七】针刺异常情况的表现、处理和预防

▲ 学习要点

1. 晕针
2. 气胸
3. 滞针[23]
4. 血肿[23]
5. 断针[23]
6. 弯针[23]
7. 刺伤内脏[23]
8. 刺伤脑与脊髓[23]

★ **学习指导**

1. 晕针的处理　首先将针全部取出，使患者平卧，头部稍低，注意保暖，轻者在饮温开水或糖水后即可恢复正常；重者在上述处理的基础上，可指掐或针刺人中、素髎、内关、足三里，灸百会、气海、关元等穴，必要时应配合其他急救措施。在技能考试中作了要求。

2. 滞针的处理　嘱患者消除紧张状态，使局部肌肉放松。因单向捻转而致者，需反向捻转。如属肌肉一时性紧张，可取针一段时间，再行捻转出针。也可以按揉局部，或在附近部位加刺一针，转移患者注意力，随之将针取出。

3. 血肿的处理　微量出血或针孔局部小块青紫，是小血管受损引起，一般不必处理，可自行消退。如局部青紫较重或活动不便者，在先行冷敷止血后再行热敷，或按揉局部，以促使局部瘀血消散。

4. 气胸的处理　判断主要根据针刺部位（胸部、背部和锁骨附近的穴位）、针刺后的临床表现或 X 线片来判断。处理：出针平卧，观察，镇咳，严重者及时送医抢救。

【学习项目八】针刺注意事项

▲ **学习要点**

1. 特殊生理状态的针刺注意事项
2. 妊娠妇女、小儿针刺时的注意事项
3. 颈项、眼区、胸胁腹背等部位腧穴的针刺注意事项
4. 不宜针刺的疾病

★ **学习指导**

针刺注意事项：

1. 过于饥饿、疲劳、精神高度紧张者，不行针刺。体质虚弱者，刺激不宜过强，并尽可能采取卧位。

2. 怀孕三个月以内者，小腹部禁针。三个月以上者，上下腹部、腰骶部及一些能引起子宫收缩的腧穴如合谷、三阴交、昆仑、至阴等均不宜针刺。月经期间，如月经周期正常者，最好不予针刺。月经周期不正常者，为了调经可以针刺。

3. 小儿囟门未闭时，头顶部腧穴不宜针刺。此外因小儿不能配合，故不宜留针。

4. 避开血管针刺，防止出血；常有自发性出血或损伤后出血不止的患者不宜针刺。

5. 皮肤有感染、溃疡、瘢痕或肿瘤的部位不宜针刺。

6. 防止刺伤重要脏器。

(1)针刺眼区腧穴,要掌握一定的角度和深度。不宜大幅度提插捻转或长时间留针,防止刺伤眼球和出血。

(2)背部第十一胸椎两侧,侧胸(胸中线)第八肋间,前胸(锁骨中线)第六肋间以上的腧穴,禁止直刺、深刺,以免刺伤心、肺、尤其对肺气肿患者,更需谨慎,防止发生气胸。

(3)两胁及肾区的腧穴,禁止直刺、深刺,以免刺伤肝、脾、肾脏、尤以肝脾肿大患者,更应注意。

(4)对于胃溃疡、肠粘连、肠梗阻患者的腹部和尿潴留患者的耻骨联合区,必须注意针刺的角度、深度,如刺法不当,也可能刺伤胃肠道和膀胱,引起不良后果。

(5)针刺顶部及背部正中线第一腰椎以上的腧穴,如进针角度、深度不当。易误伤延髓和脊髓,引起严重后果。针刺这些穴位至一定深度如患者出现触电感向四肢或全身放散,应立即退针,忌捣针。

※单元学习自测

2201. 同时取头、面、胸、腹部腧穴,最适宜的体位是( )

A. 仰卧位

B. 俯卧位

C. 侧卧位

D. 俯伏坐位

E. 侧伏坐位

2202. 取后头和项背部腧穴( )

A. 仰卧位

B. 俯卧位

C. 侧卧位

D. 俯伏坐位

E. 侧伏坐位

2203. 针刺浅薄部位腧穴,应用( )

A. 指切进针法

B. 夹持进针法

C. 提捏进针法

D. 舒张进针法

E. 套管进针法

A. 5° 左右

B. 15° 左右

C. 30° 左右

D. 45° 左右

E. 60° 左右

2204. 平刺的角度为( )

2205. 斜刺的角度为( )

2206. 下列哪组属行针辅助手法( )

A. 提插法,捻转法,震颤法

B. 提插法,捻转法,弹针法
C. 震颤法,弹针法,刮柄法
D. 提插法,捻转法,刮柄法
E. 提插法,刮柄法,震颤法

2207. 捻转补泻法中,补法的操作手法是(　　)
A. 捻转角度小,用力轻,频率快
B. 捻转角度小,用力重,频率快
C. 捻转角度大,用力轻,频率快
D. 捻转角度小,用力轻,频率慢
E. 捻转角度大,用力重,频率慢

2208. 提插补泻法中,补法的操作手法是(　　)
A. 轻插重提,幅度小,频率快
B. 轻插重提,幅度小,频率慢
C. 重插轻提,幅度大,频率快
D. 重插轻提,幅度小,频率快
E. 重插轻提,幅度小,频率慢

2209. 平补平泻法,是指在进针得气后的哪种方法(　　)
A. 均匀地提插、捻转后即可出针
B. 先补后泻
C. 先泻后补
D. 既补又泻
E. 补法泻法交替使用

2210. 患者,女,45 岁。在针刺中,突然出现头晕目眩,多汗,四肢发冷,脉沉细。应首选的处理方法是(　　)
A. 停止针刺,立即起针
B. 速饮糖水
C. 针刺百会
D. 针刺人中
E. 灸足三里、关元

2211. 下列关于针刺注意事项的描述,不正确的是(　　)
A. 小儿囟门未合时,头顶部的腧穴不宜针刺
B. 皮肤感染、瘢痕的部位不宜针刺
C. 怀孕 3 个月以内者,不宜针刺小腹部的腧穴
D. 怀孕 3 个月以上者,三阴交、合谷等通经活血的腧穴不宜针刺
E. 胸胁所居之处的体表部位不宜针刺

参考答案

2201:A, 2202:D, 2203:C, 2204:B, 2205:D, 2206:C, 2207:D, 2208:E, 2209:A, 2210:A, 2211:E

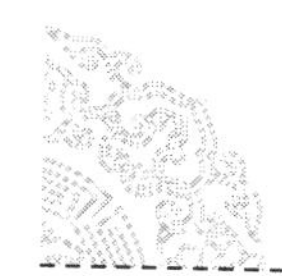

第二十三单元

常用灸法

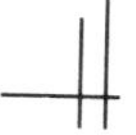

【学习项目一】灸法的作用[23]

▲ 学习要点

1. 温经散寒
2. 扶阳固脱
3. 消瘀散结
4. 防病保健

★ 学习指导

1. 记住所列作用即可。
2. “保健灸”常灸关元、气海、命门、足三里等穴，有防病保健作用。

【学习项目二】灸法的种类

▲ 学习要点

1. 艾炷灸
2. 艾条灸
3. 温针灸

★ 学习指导

灸法分类：艾灸和其他灸法，艾炷灸系历年考点之一。

<table>
<tr><td rowspan="4">艾灸</td><td rowspan="2">艾炷灸</td><td>直接灸</td><td colspan="2">瘢痕灸（化脓灸）（哮喘、肺痨、瘰疬等，需患者同意）</td><td colspan="2">无瘢痕灸（非化脓灸）（慢性虚寒证，如哮喘、慢性腹泻、风寒湿痹）</td></tr>
<tr><td>间接灸</td><td>隔姜灸
（虚寒证，呕吐、腹痛、痛经、风寒痹痛）</td><td>隔蒜灸
（肺痨、瘰疬、肿疡初起等）</td><td>隔盐灸
（伤寒阴证、吐泻、中风脱证）</td><td>隔附子灸
（阳痿、早泄、遗精、疮疡久溃不敛证）</td></tr>
<tr><td rowspan="2">艾卷灸</td><td>悬起灸</td><td>温和灸</td><td>雀啄灸</td><td>回旋灸</td><td></td></tr>
<tr><td>实按灸</td><td colspan="4">太乙针灸、雷火针灸
（主治风寒湿痹、肢体顽麻、痿证和半身不遂证）</td></tr>
</table>

续表

艾灸	温针灸
	温灸器灸
其他灸	灯火灸:角孙,治痄腮
	天灸:白芥子灸、蒜泥灸、斑蝥灸

【学习项目三】灸法的注意事项[3]

▲ 学习要点

1. 施灸的先后顺序
2. 施灸的禁忌
3. 灸后处理

★ 学习指导

1. 面部穴位、乳头、大血管等处禁灸。
2. 关节处禁化脓灸。
3. 一般空腹痛、过饱、极劳、恐灸者慎灸。
4. 孕妇的腹部和腰骶部不宜灸。
5. 施灸一般先上后下,先阳后阴,先少后多,先小后大。但在脱证等特殊情况下,可先灸长强以收肛,后灸百会以举陷。

※单元学习自测

A. 灯草灸
B. 隔姜灸
C. 隔蒜灸
D. 隔盐灸
E. 隔附子饼灸

2301. 治疗疮疡久溃不敛,应首选( )

2302. 治疗风寒痹痛,应首选( )

2303. 隔姜灸可用于治疗( )
A. 寒性呕吐腹痛
B. 哮喘
C. 瘰疬
D. 疮疡
E. 小儿脐风

2304. 患者,男,70岁。家属代诉:患者近晨起床后半小时,突然昏仆,不省人事,目合口张,遗溺,手撒,四肢厥冷,脉细弱。治疗用隔盐灸,应首选( )
A. 肾俞、太溪
B. 关元、神阙
C. 脾俞、足三里

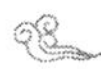

D. 肾俞、三阴交

E. 三焦俞、内关

2305. 患者，男，56岁。小便欲解不爽，排尿无力，甚则点滴不通，小腹胀满，精神不振，面色㿠白，腰膝酸软，少气懒言，舌淡苔微腻，脉细缓。治疗宜采用（　　）

A. 毫针泻法

B. 三棱针放血

C. 梅花针叩刺

D. 电针

E. 灸法

参考答案

2301:E，2302:B，2303:A，2304:B，2305:E

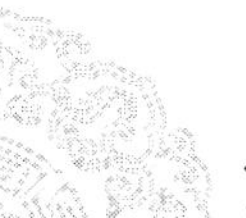

第二十四单元

拔　罐　法

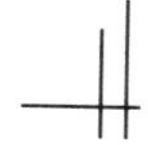

★学习要点：

1. 拔罐的方法
2. 拔罐的作用和适应范围[23]
3. 拔罐的注意事项

★ 学习指导

1. 拔罐的方法　火罐（闪火法、投火法、滴酒法、贴棉法、架火法等）、水煮法（药罐）。

2. 适应范围　风湿痹症、感冒咳嗽、胃痛呕吐、腹痛、泄泻等。

3. 运用方法及适应证

（1）走罐：适用面积大、肌肉丰满的部位。

（2）闪罐：局部皮肤麻木疼痛或功能减退等，尤其适用于不宜留罐的小儿和年轻女性的面部。

（3）刺血拔罐：多用于热证、实证、瘀血证及某些皮肤病，如神经性皮炎、痤疮、丹毒、扭伤、乳痈等。

（4）针罐：针与罐配合使用。

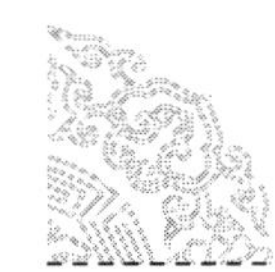

第二十五单元

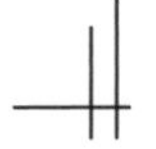

其 他 针 法

★学习要点

1. 电针法[23]
2. 三棱针法[23]
3. 皮肤针法[3]
4. 穴位注射法[3]

★ 学习指导一

电针

1. 电针须取2个穴位以上,一般取同侧肢体1~3对穴位为宜,不可太多。

2. 先调0再开,通电时间一般5~20分钟,如中途感觉减弱,可适当加大输出量或暂时断电1~2分钟再通电治疗。一般情况在感觉阈和痛阈之间的电流强度,是治疗最适宜的强度。

3. 脉冲电流的作用及适应证如下表:

名称	频率、波形	特点	主治及功用
疏密波	疏、密交替各约1.5秒	促进代谢、改善气血营养、消除炎症	止痛、扭挫伤、关节炎、气血运行障碍、坐骨神经痛、面瘫、肌无力、冻伤等
断续波	断、通密波各1.5秒	提高肌肉兴奋性	痿证、瘫痪
连续波	密波:高频50~100次/秒	抑制:降低神经应激功能	镇静止痛、解痉、缓解血管神经痉挛、针麻
	疏波:低频2~5次/秒	兴奋:肌肉收缩、提高张力	痿证和各种肌肉关节、韧带、肌腱的损伤

4. 注意

(1)电针器最大输出电压为40伏以上者,最大输出电流应控制在1毫安以内,避免发生触电;

(2)调节电量要从小到大;

(3)心脏病者,避免电流回路通过心脏;

(4)延髓或脊髓部位电流输出量宜小;

(5)孕妇慎用。

★ **学习指导二**

三棱针法

三棱针操作方法及适应证如下表,对体弱、贫血、低血压、孕妇和产后等要慎用。凡有出血倾向和血管瘤等禁用。

操作方法	操作部位及主要适应证
点刺法	四肢末端、耳尖等,如十宣、十二井、耳尖等急救,头面部的攒竹、上星、太阳等
散刺法	又称豹纹刺,局部瘀血、血肿或水肿、顽癣等,如疖肿、扭伤、挫伤后局部瘀肿等
刺络法	放血,急性吐泻、中暑发热、丹毒等,如刺曲泽、委中等
挑刺法	肩周炎、胃痛、颈椎综合征、血管神经性头痛、失眠、支气哮喘等
总之:适用于各种实证、热证、瘀血、疼痛等。	

★ **学习指导三**

皮肤针法

1. 有梅花针(5 支针)、七星针、罗汉针(18 支针)。

2. 叩刺部位有循经、穴位、局部,叩刺强度分轻(皮肤潮红充血,适虚证、久证)、中(皮肤较明显潮红但不出血,适一般患者)、重(皮肤明显潮红,微出血,适实证、新病)等三种刺法;疗程每日或隔日 1 次,10 次 1 疗程,每疗程间隔 3~5 天;操作分叩刺、滚刺。

3. 适应范围广泛,如近视、视神经萎缩、急性扁桃体炎、感冒、咳嗽、慢性肠胃病、便秘、头痛、失眠、腰痛、皮神经炎、斑秃、顽癣、痛经等。

★ **学习指导四**

穴位注射法

1. 选穴　一般 2~4 穴即可。

2. 剂量　耳穴 0.1ml,头面部 0.3~0.5ml,胸背部 0.5~1ml,四肢部 1~2ml,腰臀部 2~5ml 或 5%~10% 葡萄糖液 10~20ml。(可连起来记忆:耳头胸四肢,0135125)。

3. 疗程　急症1~2次/日,慢性病每日或间日1次,6~10次/疗程。反应强烈者可隔2~3日1次。每个疗程可休息3~5日。

4. 适应证　针灸治疗的适应证大部分可采用本法,如痹证、腰腿痛等。

5. 注意　过敏反应,关节腔或血管或脊髓腔或神经干等处禁用,孕妇的下腹部、腰骶部和三阴交、合谷穴等处不宜用。

※单元学习自测

2501. 下列病症,不宜用三棱针治疗的是(　　)
A. 高热惊厥
B. 中风脱证
C. 中暑昏迷
D. 急性腰扭伤
E. 喉蛾

2502. 电针仪最大输出电压在40伏以上者,最大输出电流不应超过(　　)
A. 1毫安
B. 2毫安
C. 3毫安
D. 4毫安
E. 5毫安

参考答案

2501:B, 2502:A

第二十六单元

头针、耳针

【学习项目一】头针[3]

▲ **学习要点**

标准头穴线的定位和主治

★ **学习指导**　新大纲要求内容

1. 标准头穴线的定位及主治
2. 选穴方法

(1)单侧肢体疾病,选用对侧刺激区;

(2)双侧肢体疾病,选用双侧刺激区;

(3)内脏全身疾病或不易区别左右的疾病,可双侧取穴;

(4)一般根据疾病选用相应的刺激区,并可选用有关刺激区配合治疗。如左侧上肢瘫痪,可选右侧顶颞前、后斜线和顶旁2线等治疗。

3. 操作方法 快速进针(针尖与头皮呈30°左右夹角)、快速捻针(200次/分钟,捻0.5至1分钟,留5~10分钟)。

4. 注意

(1)消毒,脑出血患者须病情稳定后做头针,并发有高热、心力衰竭等症时,不宜立即采用头针。

标准头穴线的定位及主治

分区	部位	主治
①额中线	在头前部,从督脉神庭穴向前引一直线,长1寸	癫痫、精神失常、鼻病等
②额旁1线	在头前部,从膀胱经眉冲穴向前引一直线,长1寸	癫痫、精神失常、鼻病等
③额旁2线	在头前部,从胆经头临泣穴向前引一直线,长1寸	急慢性胃炎、胃和十二指脂溃疡、肝胆疾病等
④额旁3线	在头前部,从胃经头维穴内侧0.75寸起向下引一直线,长1寸	功能性子宫出血、阳痿、遗精、子宫脱垂、尿频、尿急等。
⑤顶中线	在头顶部,从督脉百会穴至前顶穴之段	腰腿足病,如瘫痪、麻木、疼痛,以及皮层性多尿、脱肛、小儿夜尿、高血压、头顶痛等
⑥顶颞前斜线	在头顶部,头侧部,从头部经外奇穴前神聪(百会前1寸)至颞部胆经悬厘引斜线。	全线分5等份,上1/5治疗对侧下肢和躯干瘫痪,中2/5治疗上肢瘫痪,下2/5治中枢性面瘫、运动性失语、流涎、脑动脉粥样硬化等
⑦顶颞后斜线	在头顶部,头侧部,顶颞前斜线之后1寸,与其平行的线。从督脉百会至颞部胆经曲鬓穴引一斜线	全线分5等份,上1/5治疗对侧下肢和躯干感觉异常,中2/5治疗上肢感觉异常,下2/5治疗头面部感觉异常
⑧顶旁1线	在头顶部,督脉旁1.5寸,从膀胱经通天穴向后引一直线,长1.5寸	腰腿病证,如瘫痪、麻木、疼痛等
⑨顶旁2线	在头顶部,督脉旁开2.25寸,从胆经正营穴向后引一直线,长1.5寸	肩、臂、手等病证,如瘫痪、麻木、疼痛等

续表

分区	部位	主治
⑩颞前线	在头的颞部,从胆经颔厌穴至悬厘穴连一直线	偏头痛、运动性失语、周围性面经神麻痹和口腔疾病
⑪颞后线	在头的颞部,从胆经率谷穴向下至曲鬓穴连一直线	偏头痛、耳鸣、耳聋、眩晕等
⑫枕上正中线	在后头部,即督脉强间穴至脑户穴一段,长 1.5 寸	眼病、足癣等
⑬枕上旁线	在后头部,由枕外粗隆督脉脑户穴旁开 0.5 寸起,向上引一直线,长 1.5 寸	皮层性视力障碍、白内障、近视等
⑭枕下旁线	在后头部,从膀胱经玉枕穴向下引一直线,长 2 寸	小脑疾病引起的平衡障碍、后头痛等

(2)学习时注意对比,如顶颞前、后斜线出现异常,相应会出现运动、感觉异常,如下表。

头穴线	上 1/5	中 2/5	下 2/5
顶颞前斜线(运动)	对侧下肢和躯干瘫痪	上肢瘫痪	中枢性面瘫、运动性失语、流涎、脑动脉粥样硬化等
顶颞后斜线(感觉)	对侧下肢和躯干感觉异常	上肢感觉异常	头面部感觉异常

【学习项目二】耳针[3]

▲ 学习要点

1. 耳穴的部位和主治
2. 临床选穴原则及注意事项

★ 学习指导

1. 耳穴的部位规律　消围,盆窝,腹艇,躯对,胸腔;头垂,上舟,下对脚

记忆对照:小伟凭着我挺着腹去对付凶将,头垂着上舟要下对脚啊!

注意各脏腑所在的部位,如心、肺在耳甲腔,脾、肾在耳甲艇等。具体如下表:

身体部位	耳穴分布区域	主要耳穴
头面部	耳垂或附近	目、眼、牙痛点、上颌、下颌内耳、内耳、扁桃体、面颊区
上肢	耳舟	指、腕、风溪、肩、肘、锁骨、肩关节
下肢	对耳轮上下脚	趾、踝、膝、臀、坐骨神经、交感
躯干	对耳轮	腹、胸、颈、腰骶椎、胸椎、颈椎
胸腔脏器	耳甲腔	口、心、肺、气管、屏间、三焦、内分泌、脾
腹腔脏器	耳甲艇	膀胱、肾、输尿管、肝、胰胆
盆腔脏器	三角窝	神门、子宫（精宫）、内生殖器
消化道	耳轮脚周围环形排列	食管、贲门、胃、十二指肠、小肠、大肠、阑尾
其他	耳屏	外鼻、咽喉、内鼻、上屏尖、下屏尖
	对耳屏	平喘、缘中、脑、睾丸（卵巢）、额、枕、颞
	轮屏切迹	脑干
	耳背	降压沟

2. 临床选穴原则　可按相应部位、脏腑辨证、经络辨证、按西医学理论、按临床经验选穴等。

3. 注意事项　消毒防感染、局部皮肤病禁用、习惯性流产孕妇禁用等。

※单元学习自测

2601. 左侧肢体瘫痪宜选用标准头穴线（　　）
   A. 右侧顶颞前斜线及顶颞后斜线
   B. 左侧顶颞前斜线及顶颞后斜线
   C. 右侧顶颞前斜线和顶旁 2 线
   D. 左侧顶颞后斜线和顶旁 1 线
   E. 右侧顶颞后斜线和顶旁 2 线

2602. 脾在耳穴中位于（　　）
   A. 耳舟
   B. 对耳轮上下脚
   C. 对耳轮
   D. 耳甲腔
   E. 耳甲艇

参考答案

2601：A，2602：D

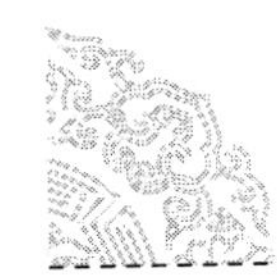

第二十七单元

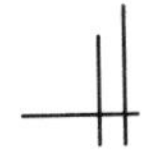

治疗总论

【学习项目一】针灸治疗原则[3]

▲ 学习要点

1. 补虚泻实
2. 清热温寒
3. 治病求本
4. 三因制宜

★ 学习指导

1. 针刺与灸法疗效有别

如天枢穴，

针刺：活血化瘀，治胃肠瘀血、痛经、闭经；

艾灸：益气止血，治胃肠出血、月经过多、崩漏。

又如关元、肾俞、带脉、三阴交四穴，

针刺：清下焦、利湿热，治赤带；

艾灸：温下焦、祛寒湿，治白带。

2. 补与泻手法不同疗效有别　如补合谷、泻复溜可以发汗；泻合谷、补复溜则可以止汗。又如补照海、泻申脉治疗失眠；泻照海、补申脉治疗嗜睡。

3. 清热与温寒

(1)热则疾之：热性病证宜浅刺疾出或点刺出血，手法轻而快，可以不留针；且针用泻法，以清泻热毒。如风热感冒者，常取大椎、曲地、合谷、外关等穴浅刺疾出，以清热解表。若伴有咽喉肿痛者，可用三棱针在少商穴点刺出血等。

(2)寒则(温之)留之：寒性病宜深刺而久留针，以达温经散寒的目的。加艾施灸，助阳散寒。

4. 补虚与泻实

(1)虚则补之：用于各种慢性虚弱性病证。对于各种气血虚弱者，诸如精神疲乏、肢软无力、气短、泄泻、遗尿、乳少以及身体素虚、大病久病后气血亏损、肌肉萎缩、肢体瘫痪失用等，常取关元、气海、命门、膏肓、足三里和有关脏腑经脉的背俞穴、原穴，施行补法。

（2）陷下则灸之：气虚下证宜以灸治为主。如久泄、久痢、遗尿、崩漏、脱肛、子宫脱垂及其他内脏下垂等，常灸百会、神阙、气海、关元、中脘、脾俞、胃俞、肾俞、足三里等穴补中益气、升阳举陷。

（3）实则泻之：实证宜用泻法，或点刺出血。如对高热、中暑、昏迷、惊厥、痉挛以及各种原因引起的剧痛等实热病证，在正气未衰的情况下，取大椎、合谷、太冲、委中、水沟、十宣、十二井穴等，针用泻法，或点刺出血，即能达到清泻实热的目的。

（4）宛陈则除之：指清除瘀血的刺血疗法。如由于闪挫扭伤、毒虫咬伤、丹毒等引起的肌肤红肿热痛、青紫肿胀，即可选用局部络脉或瘀血部位施行三棱针点刺出血法，以活血化瘀、消肿止痛。

（5）不虚不实以经取之。

5. 治病求本

（1）急则治标：如任何原因引起小便潴留时，应首先针刺中极、水道、秩边、膀胱俞、委阳，急利小便，然后再根据疾病的发生原因从本论治。

（2）缓则治本：如肾阳虚引起的五更泄，宜灸气海、关元、命门、肾俞温补肾阳治其本。又如女性脾胃虚弱者，伴月经量少、色淡（但月经周期正常），应取足三里、三阴交、血海、中脘以治之。

（3）标本同治：如阳明腑实证，由于里热不解，阴液大伤，表现为腹满硬痛、大便燥结、身热烦躁、口唇干裂、苔焦黄等正虚邪实、标本俱急的证候，取天枢、内庭、二间、足三里穴以清泻实热治本，取廉泉、太溪、照海、三阴交、金津玉液滋阴以增液治标，以“增水行舟”。如肾虚腰痛，可取肾俞、大钟补肾壮腰以治本，取阿是、委中通络止痛以治标。

6. 三因制宜　因人、因地、因时。

【学习项目二】针灸治疗作用[3]

▲ 学习要点

1. 疏通经络

2. 调和阴阳

3. 扶正祛邪

★ 学习指导

1. 疏通经络（最主要、最直接的作用）

2. 调和阴阳(最终目的)

(1)阴虚阳亢的虚热证,治宜滋阴潜阳,即所谓“壮水之主,以制阳光”。

(2)阳虚阴盛的阴寒证,治宜补阳消阴,即所谓“益火之源,以消阴翳”。

(3)阴阳俱虚则滋阴补阳同施。

(4)阴中求阳,阳中求阴。如肝阳上亢之头目昏痛,取太溪、照海以滋养肾阴;亡阳出现的肢体逆冷等,灸任脉之气海、关元以阴中求阳。

(5)针刺补泻手法。如阴盛阳虚的癫证、嗜睡宜补申脉(通阳跷脉),泻照海(通阴跷脉)(补阳泻阴);属阳盛阴虚的狂证、失眠应补照海,泻申脉(补阴泻阳)。刺背俞穴治疗五脏病是“从阳引阴”。

3. 扶正祛邪(根本法则和手段)

补泻手法+部分腧穴偏补偏泻的性能:

(1)偏补的腧穴有关元、气海、命门、肾俞、膏肓,多在扶正时用之。

(2)偏泻的腧穴如曲泽、委中、水沟、十宣、十二井穴,多在祛邪时用之。

(3)绝大部分腧穴具有双向调节作用,如内关、三阴交、合谷、天枢、足三里,临床既可用于扶正,又可用于祛邪。

【学习项目三】针灸处方

▲ 学习要点

1. 选穴原则
2. 配穴方法

★ 学习指导

1. 取穴原则

(1)近部选穴:在病痛的局部和邻近的部位选取腧穴。

(2)远部选穴:在病变部位所属和相关的经络上,距离病位较远的部位选取穴位。如胃脘疼痛,可选足阳明胃经的足三里,腰痛取委中,上牙痛选内庭,下牙痛选合谷穴等。

(3)辨证选穴:根据疾病的证候特点,分析病因病机而辨证选穴。肾阴不足虚热选肾俞、太溪;因心肾不交的失眠,选神门、心肾、肾俞等腧穴。

(4)对症选穴:针对疾病的个别突出的症状而选取穴位,即“经验选穴”。如发热者可取大椎、曲池,痰多者取丰隆,哮喘取定喘,虫证取百虫窝,落枕取外劳营,腰痛取腰痛点,面瘫取牵正,目赤取耳尖等。大部分奇穴均符合。

常见症状对证选穴归纳(了解)

症状	选穴
发热	大椎、曲池、合谷
昏迷	水沟、十宣、十二井穴、涌泉
泄泻	中脘、天枢、足三里、上巨虚、下巨虚、关元
便秘	内关、支沟、天枢、足三里、大肠俞、上巨虚
虚脱	气海、关元、神阙、百会、足三里
咳嗽	列缺、身柱、肺俞、太渊
气喘	天突、膻中、肺俞、定喘
痰多	丰隆、中脘、足三里
盗汗	阴郄、后溪、照海
汗多	合谷、复溜
失眠、多梦	神门、三阴交;申脉、照海;太溪、心俞、肾俞、内关
心悸	内关、阴郄、郄门
心痛	中脘、内关、足三里
胃痛	中脘、梁丘、足三里、胃俞
恶心、呕吐	中脘、内关、足三里
呃逆	内关、中脘、天突、膻中、膈俞
胆绞痛	日月、太冲、阳陵泉、胆囊
遗尿	关元、三阴交、肾俞、足三里
尿闭	中极、三阴交、合谷、阴陵泉
胸闷、胸痛	内关、郄门、膻中
胁痛	支沟、阴陵泉、大包、章门
项强	大椎、天柱、后溪、昆仑
皮肤瘙痒	血海、曲池、合谷、太冲、三阴交、风市、膈俞
鼻塞、流涕	迎香、印堂、上星、通天、风池
牙痛	颊车、下关、合谷、前庭
牙关紧闭	颊车、下关、合谷、水沟、承浆
咽喉肿痛	少商、内关、合谷
失语	廉泉、合谷、哑门、内关、通里

续表

症状	选穴
补益气血	足三里(保健要穴)、血海、脾俞、膈俞、关元、三阴交、气海
疏肝理气	太冲、期门
清肝胆热	侠溪、行间
湿热	三阴交、阴陵泉、足三里
补肾阴	胃俞、太溪
利尿	中极、膀胱俞
止抽搐	阳陵泉、筋缩
乳少	少泽
转胞胎	至阴
滞产	合谷

2. 配穴方法

(1)按部配穴

①远近配穴法:以病变部位为依据。如眼病,睛明配光明;痔疮,长强配承山;痛经,关元配三阴交。

②上下配穴法:腰部以上和腰部以下配穴。如胃病取内关配足三里,牙痛取合谷配内庭,脱肛或子宫脱垂取百会配气海。此外,八脉交会穴配合,如内关配公孙,外关配足临泣,后溪配申脉,列缺配照海等。

③前后配穴法:前指胸腹,后指背腰。又称“腹部阴阳配穴法”。例如,胃痛前取中脘、梁门,后取胃俞、胃仓;哮喘前取天突、膻中,后取肺俞、定喘等。又如“俞募配穴法”。

④左右配穴法:一般左右穴同时取用,如心病取双侧心俞、内关,胃痛取双侧胃俞、足三里等;又如左侧面瘫,取左侧颊车、地仓,配合右侧合谷等;左侧偏头痛,取左侧头维、曲鬓,配合右侧阳陵泉、侠溪等。

(2)按经配穴

①本经配穴法。

②表里经配穴法:取其表里经腧穴组成处方施治。如肝病可选足厥阴经的太冲配与其相表里的足少阳胆经的阳陵泉。又如“原络配穴法”。

③同名经配穴法:如牙痛可取手阳明经的合谷配足阳明经的内庭;头痛取手太阳经的后溪配足太阳经的昆仑等。

【学习项目四】特定穴(参见第六单元)

▲ 学习要点

五输穴、原穴、络穴、背俞穴、募穴、八脉交会穴、八会穴、郄穴、交会穴的内容及临床应用。

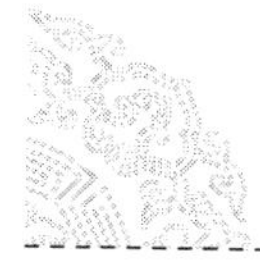

第二十八单元

内 科 病 证

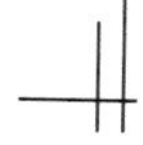

▲ 学习要点

下列常见病的辨证、治法、处方、操作：

头痛、面痛[3]、腰痛、痹证、坐骨神经痛[3]、中风、眩晕、面瘫、痿证[3]、痫病[3]、不寐、郁证[3]、痴呆[3]、心悸[3]、感冒、咳嗽[3]、哮喘[23]、呕吐[23]、胃痛、泄泻[3]、痢疾[3]、便秘、阳痿[3]、癃闭[3]、消渴[3]

★ 学习指导

第28~32单元学习要点

1. 各单元大纲要求主要掌握的病证

科别	中医执业医师(49个)		
	中西医结合执业医师、中医助理(29个)		
	中西医执业助理医师(18个)		
内科	头痛、腰痛、痹证、中风、眩晕、面瘫、不寐、感冒、胃痛、便秘	哮喘、呕吐	面痛、坐骨神经痛、痿证、痫病、郁证、痴呆、心悸、咳嗽、泄泻、痢疾、阳痿、癃闭、消渴
妇儿科	痛经、绝经前后诸症、遗尿	月经不调、崩漏	带下病、缺乳
皮外骨伤科	蛇串疮、落枕、漏肩风	瘾疹、颈椎病、扭伤	神经性皮炎、乳癖、肘劳
五官科	耳鸣耳聋、牙痛	目赤肿痛、咽喉肿痛	近视
其他病证		晕厥、内脏绞痛	肥胖症
合计	18	11	20

2. 临床病证针灸治疗选穴的有关问题

(1)由于临床治疗过程中选穴不一,包括本科院校第5~8版的《针灸学》的选穴都有一定差异,故学习时要多予比较、变通,多从治则、治法等方面去学习。

(2)参照相关类别的《医师资格考试大纲细则》。

(3)基于上述原因,在解答针灸治疗学的题目时,需先弄清楚答题要求,后进行比较分析,认真辨其病、证、症,识其所属之脏腑、表里、寒热、虚实等情况,多用排除法进行解题,如下例:

例题. 患者,男,48岁。耳中胀痛,鸣声不断,按之不减,烦躁易怒,胸胁胀痛,口苦咽干,舌苔黄,脉弦数。治疗除取翳风、听会、侠溪、中渚外,还应加:

A. 外关、合谷

B. 听宫、足三里

C. 太冲、丘墟

D. 肾俞、关元

E. 耳门、太溪

解答上题的方法有:

(1)直接法:辨其病为耳鸣,证为肝胆火热,回忆耳鸣耳聋的治法为主穴选翳风、听会、侠溪、中渚,肝胆火热兼配太冲、丘墟等穴,外感风邪加外关、合谷。

(2)排除法:首先看题干,略辨其病位在肝胆,为实热,治当从肝胆,泻实热着手,最易排除的是B答案(所列穴位针对病位不强)、D答案(所列穴位以治虚为主),其次是E答案(耳门与听会太近,一般治疗时只选其中一穴),最后剩下A和C,通过比较,C归经较符合该病证,以泻肝胆热为主,故选之。

1. 头痛

★ 学习指导

(1)头痛分外感和内伤两类,治疗时还要考虑头痛部位(阳明、太阳、少阳、巅顶,参见经络单元)。取穴以循经取穴+阿是穴。

(2)头痛证治

主穴	随证加减
百会、风池、太阳、合谷、阿是穴	太阳：天柱、后溪、昆仑； 阳明：印堂、内庭； 少阳：率谷、外关、足临泣； 厥阴：四神聪、太冲、内关； 风热：大椎、风池； 风湿：阴陵泉、头维； 风寒：风门、列缺； 肝阳上亢：太冲、太溪； 瘀血：血海、膈俞； 痰浊：丰隆、中脘。
率谷、外关、风池、足临泣、太冲、阿是穴（偏头痛[3]）	肝胆上亢：百会、行间； 痰湿：丰隆、中脘； 瘀血：血海、膈俞。

（3）主穴记忆

北风致头痛的故事

趣记：北风太毒啊头痛。

对照：北—百会；风—风池，太—太阳，毒—合谷，阿—阿是穴。

2. 面痛[3]

★ 学习指导

（1）面痛主要为三叉神经痛等，治疗以取手足阳明、足太阳经穴为主。

（2）面痛证治

主穴	随证配穴
四白、下关、攒竹、地仓、合谷、太冲、内庭	眼部痛：丝竹空、阳白、外关； 上颌部：颧髎、迎香； 下颌部：承浆、颊车、翳风； 风寒：风池、列缺； 风热：曲池、外关； 气血瘀滞：内关、三阴交； 肝胃郁热：行间、内庭； 阴虚阳亢：风池、太溪。

（3）主穴记忆

趣记：面痛四下钻地活太累。

对照：四——四白，下——下关，钻——攒竹，地——地仓，活——合谷，太——太冲，内——内庭。

3. 腰痛

★ 学习指导

（1）腰痛当辨其虚与实，虚者以肾虚（劳损）为主，实有寒湿或血瘀等，治以阿是穴+足太阳经穴为主。

（2）腰痛证治

主穴	随证加减
阿是穴、大肠俞、委中	寒湿：腰阳关、命门； 血瘀：膈俞、次髎； 肾虚（劳损）：肾俞、太溪； 督脉：后溪； 足太阳经：申脉； 腰椎病：夹脊。

（3）主穴记忆

趣记：腰痛是伟大。

对照：是—阿是穴，伟—委中，大—大肠俞。（腰痛了要像伟人一样照顾哟）。

4. 痹证

★ 学习指导

（1）痹证当辨其邪所，即风邪致行痹，寒邪致痛痹，湿邪致着痹，热邪致势痹，治疗时需根据痛之部位进行配穴。

（2）痹痛证治

主穴	随证加减
阿是穴+局部取穴+辨证取穴	行痹：膈俞、血海； 痛痹：肾俞、关元； 着痹：阴陵泉、足三里； 热痹：大椎、曲池。

（3）主穴记忆

趣记：痹证肾管痛，大曲热，三泉灼，隔血行。

对照：肾管痛——肾俞、关元治痛痹；大曲热——大椎、曲池治热痹；三泉灼——着痹用足三里、阴陵泉（预防针记忆，此三阴非三阴交）；隔血行——膈俞、血海治行痹（治风先治血，血行风自灭，膈俞是血会等可帮助记忆）。

5. 坐骨神经痛[3]

★ 学习指导

（1）坐骨神经痛当辨其部位，治疗时取足太阳、足少阳经穴为主，需根据痛之病性进行配穴。

（2）痹痛证治

主穴	随证加减
足太阳：腰夹脊、秩边、委中、承山、昆仑 足少阳：腰夹脊、环跳、阳陵泉、悬钟、丘墟	寒湿：命门、腰阳关； 瘀血：血海、阿是穴； 气血不足：足三里、三阴交。

（3）主穴记忆趣记

趣记：坐痛太阳假肢中成捆，坐痛少阳假还阳绝虚。

对照：坐痛，太阳经，假——腰夹脊，肢——秩边，中——委中，成——承山，捆——昆仑；少阳经：假——腰夹脊，还——环跳，阳——阳陵泉，绝——绝骨（悬钟），虚——丘墟。

6. 中风

★ 学习指导

（1）中风分中经络和中脏腑，区别的关键点在于是否有神志异常，中经络无神志异常。

（2）中风的治疗，急则先治其标，后治本，故多选有急救作用穴位进行急救。

（3）中脏腑又分闭证和脱证进行治疗，中经络分部位选穴治疗。

（4）中风证治

主穴	随证配穴
中经络： 内关、水沟、委中、尺泽、三阴交、极泉	肝阳暴亢：太冲、太溪； 风痰阻络：丰隆、合谷； 痰热腑实：曲池、内庭、丰隆； 气虚血瘀：气海、血海、足三里； 阴虚风动：太溪、风池； 口眼㖞斜：地仓、颊车； 上肢：肩髃、曲池、手三里、合谷；

续表

主穴	随证配穴
中经络： 内关、水沟、委中、尺泽、三阴交、极泉	下肢：环跳、阳陵泉、阴陵泉、足三里、风市、悬钟、太冲； 病侧肢体屈曲：肘部-曲泽，腕部-大陵，膝部-曲泉，踝部-太溪； 头晕：风池、完骨、天柱； 足内翻：丘墟透照海； 足外翻：太溪、中封； 足下垂：解溪； 口角㖞斜：地仓、颊车、合谷、太冲； 语言謇涩：廉泉、通里、哑门； 吞咽困难：廉泉、金津、玉液。
中脏腑： 闭证：水沟、十二井、太冲、丰隆、劳宫 脱证：关元、神阙（隔盐灸）	

（5）主穴记忆

趣记：中风有神关进水沟中吃三泉；中风无神必十沟闹冲锋；脱元神。

对照：中风有神（中经络）——内关、水沟，中——委中，尺——尺泽，三——三阴交，全——极泉，痿——委中；中风无神必（中脏腑闭证）：十——十二井，沟——水沟，闹——劳宫，冲——太冲，锋——丰隆；脱（中脏腑脱证）：元——关元，神——神阙。

7. 眩晕

★ 学习指导

（1）眩晕需辨清虚实论治，实有肝阳上亢、痰阻，虚有气血或肾精不足。

（2）眩晕证治

主穴	随证配穴
实证： 百会、风池、内关、太冲	肝阳上亢：行间、侠溪、太溪； 痰湿中阻：丰隆、中脘、头维。
虚证： 百会、风池、肝俞、肾俞、足三里	气血不足：脾俞、膈俞、气海； 肾精不足：太溪、悬钟、三阴交。

（3）主穴记忆

趣记:北风吹得人眩晕,是你太冲,肝肾足三里都虚。

对照:眩晕——百会、风池均取,实证内关、太冲,虚证肝俞、肾俞、足三里。

8. 面瘫

★ 学习指导

(1)面瘫需分中枢性和周围性。

(2)面瘫初起不宜用强刺激,治疗时可近取+循经远取,配合热敷和按摩。

(3)面瘫证治:急性期面部宜轻刺激,配合的远端取穴可重刺激泻法。恢复期远端取穴行补法,合谷、太冲平补平泻。电针适于用中、后期。

(4)取穴以局部穴、手足阳明经穴为主。

主穴	随证配穴
攒竹、阳白、四白、颧髎、颊车、地仓、合谷、太冲	风寒:风池、风府; 风热:外关、关冲; 气血不足:足三里、气海; 眼睑闭合不全:申脉; 鼻唇沟平坦:迎香; 人中沟歪斜:人中; 颜唇沟歪斜:承浆; 乳突部疼痛:翳风; 味觉减退:廉泉。

(5)主穴记忆

趣记:面瘫冲河谷扎脸部穴。

对照:冲——太冲,河谷——合谷,脸部穴位——眼周(攒竹、阳白、四白)、口周(地仓)、面部(颧髎),主要是局部取穴治疗。

9. 痿证[3]

★ 学习指导

(1)"治痿独取阳明",痿证主要取阳明经穴位+夹脊穴;

(2)痿证证治

主穴	随证配穴
上肢: 肩髃、曲池、外关、合谷、颈胸段夹脊穴; 下肢: 髀关、足三里、三阴交、阳陵泉、悬钟、解溪、腰部夹脊穴	肺热伤津:尺泽、大椎; 湿热浸淫:阴陵泉、内庭; 脾胃虚弱:脾俞、胃俞; 肝肾亏损:肝俞、肾俞。

(3)主穴记忆

趣记:痿证上肢是肩去河外敬兄(摔的),下肢是比两个三阳悬腰膝(伤的)。

对照:上肢,肩——肩髃,去——曲池,河——合谷,外——外关,敬兄——颈胸椎部夹脊穴;下肢,比——髀关,两个三阳——足三里、三阴交、阳陵泉,悬——悬钟,膝——解溪,腰——腰部夹脊穴。

10. 痫病[3]

★ 学习指导

(1)痫证需与中风注意相鉴别,痫证表现神志、面色、牙关、双目、手足、口吐白沫等,关键发作过后如常人,中风多有后遗症。

(2)痫证证治

主穴	随证配穴
发作期: 百会、人中、后溪、涌泉、内关; 间歇期: 印堂、腰奇、间使、太冲、丰隆	痰火扰神:神门、行间、内庭; 风痰闭阻:合谷、阴陵泉、风池; 心脾两虚:心俞、脾俞、足三里; 肝肾阴虚:肝俞、肾俞、三阴交; 瘀阴脑络:膈俞、内关、血海。

(3)主穴记忆

趣记:羊角风发作百人全去围观,停了应当要见台风。

对照:羊角风——痫病俗称,发作期:百人——百会、人中,全去围观——涌泉、后溪、内关;停了——间歇期,应当——印堂,要见——腰奇、间使,台风——太冲、丰隆。

11. 不寐

★ 学习指导

(1)不寐(失眠)主要辨虚实、脏腑,取督脉、手少阴经穴为主。

(2)不寐证治

主穴	随证配穴
神门、三阴交、申脉、照海、百会、安眠	肝火上扰:行间、侠溪; 痰热内扰:丰隆、内庭、曲池; 脾胃不和:足三里、内关; 心脾两虚:心俞、脾俞; 心肾不交:肾俞、太溪; 心胆气虚:心俞、胆俞。

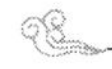

(3)主穴记忆

趣记:失眠应与神交,神来照,会安眠。

对照:神交——神门、三阴交,神来照——申脉、照海,会安眠——百会、安眠。

12. 郁证[3]

★ 学习指导

(1)郁证表现精神抑郁善忧,情绪不宁或悲喜无常等,以实证见多。

(2)郁证证治

主穴	随证配穴
百会、印堂、水沟、内关、神门、太冲	肝气郁结:膻中、期门; 气郁化火:行间、侠溪; 痰气郁结:丰隆、阴陵泉、天突; 心神惑乱:通里、心俞、三阴交; 心脾两虚:心俞、脾俞、足三里; 肝肾亏虚:肝俞、肾俞、三阴交、太溪。

(3)主穴记忆

趣记:郁证把你关水沟,冲门百无应。

对照:关水沟——内关、水沟,冲门——太冲、神门,百无应——百会、印堂。

13. 痴呆[3]

★ 学习指导

(1)痴呆,取督脉、手厥阴、足少阴经穴为主。

(2)痴呆证治

主穴	随证加减
百会、印堂、四神聪、内关、太溪、悬钟	肝肾亏虚:肝俞、肾俞; 气血不足:足三里、气海、血海; 痰浊蒙窍:丰隆、中脘; 瘀血阻络:膈俞、太冲。

(3)主穴记忆

趣记:痴呆四百悬泪溪。

对照:痴呆四百——四神聪、百会,髓关息——髓会悬钟、内关、太溪。

14. 心悸[3]

★ 学习指导

(1)心悸证治

主穴	随证配穴
内关、郄门、神门、心俞、巨阙	心脾两虚:脾俞、足三里; 心胆虚怯:胆俞; 水气凌心:气海、阴陵泉; 心脉瘀阻:膈俞、膻中; 阴虚火旺:肾俞、太溪。

(2)主穴记忆

趣记:心悸关喜门,缺心神。

对照:关喜门——内关、郄门,缺心神——巨阙、心俞、神门。

15. 感冒

★ 学习指导

(1)感冒治疗从手太阴、手阳明及督脉选穴,分寒、热、暑湿辨治。

(2)感冒证治

主穴	随证配穴
列缺、合谷、大椎、太阳、风池	风寒感冒:风门、肺俞; 夹湿:阴陵泉; 夹暑:委中放血; 气虚感冒:足三里; 风热感冒:曲池、尺泽; 咽喉痛:少商、商阳。

(3)主穴记忆

趣记:感冒是河谷裂开,风太大所致。

对照:河谷裂开——合谷、列缺,风太大——风池、太阳、大椎。

16. 咳嗽[3]

★ 学习指导

(1)咳嗽分外感和内伤。

(2)咳嗽证治

主穴	随证配穴
外感:列缺、合谷、肺俞	风寒:风门、太渊; 风热:大椎、曲池; 咽痛:少商。
内伤:太渊、三阴交、肺俞	痰浊阻肺:丰隆、阴陵泉; 肝火烁肺:行间、鱼际; 肺肾阴虚:膏肓俞; 咯血:孔最; 咽喉干痒:太溪; 胁痛:阳陵泉; 盗汗:阴郄; 气短乏力:足三里、气海。

(3)主穴记忆

趣记:咳嗽在外是因为河谷裂开伤到肺树,在内是肺树太焦。

对照:河谷——合谷,裂开——列缺,肺树——肺俞,外感取列缺、合谷、肺俞;肺树太焦——肺俞、太渊、三阴交。

17. 哮喘[23]

★ 学习指导

(1)哮喘分虚实而治

(2)哮喘证治

主穴	随证配穴
实证:列缺、尺泽、肺俞、中府、定喘	风寒:风门、合谷; 痰热:丰隆、曲池; 喘甚:天突。
虚证:肺俞、膏肓俞、肾俞、定喘、太渊、太溪、足三里	肺气不足:气海; 肾气不足:关元。

(3)主穴记忆

趣记:哮喘需定喘,是肺中缺泽,虚肺肾搞足二胎。

对照:哮喘需定喘——定喘,是肺中缺泽——实证,肺俞、中府、列缺、尺泽,虚肺肾搞足二胎——虚证,肺俞、肾俞、膏肓俞、足三里、太渊、太溪。

18. 呕吐[23]

★ 学习指导

(1)呕吐与胃痛主穴均为中脘、内关、足三里,主要辨其兼证进行治疗。

(2)呕吐证治

主穴	随证配穴
中脘、内关、足三里	热吐:合谷、点刺金津、玉液; 寒邪犯胃:上脘、胃俞; 饮食停滞:梁门、天枢; 痰饮:丰隆、公孙; 肝逆:期门、太冲; 脾胃虚寒:脾俞、胃俞; 痰饮:膻中、丰隆。

(3)主穴记忆

趣记:呕吐关三中。

对照:内关、足三里、中脘。

19. 胃痛

★ 学习指导

(1)胃痛分虚、实论治。

(2)胃痛证治

主穴	随证配穴
中脘、内关、足三里	寒邪犯胃:胃俞; 饮食停滞:下脘、梁门; 肝气犯胃:期门、太冲; 气滞血瘀:膈俞、三阴交; 脾胃虚寒:关元、脾俞、胃俞; 胃阴不足:胃俞、三阴交、内庭。

(3)主穴记忆

趣记:胃痛关三中(或在关内走三里地中脘不舒服),胃痛呀!

对照:关三中——内关、足三里、中脘。

20. 泄泻[3]

★ 学习指导

(1)泄泻分急、慢性证治。

（2）泄泻证治

主穴	随证配穴
急性：天枢、上巨虚、阴陵泉、水分	湿热：曲池、内庭； 寒湿：神阙； 湿热：内庭； 食滞：中脘。
慢性：天枢、足三里、神阙、公孙	脾虚：脾俞、太白、章门； 肾虚者：命门、关元； 肝郁：太冲。

（3）主穴记忆

趣记：泄泻急则是天上泉水，慢则是天神做功。

对照：急性——天枢、上巨虚、阴陵泉、水分；慢性——天枢、神阙、足三里、公孙。

21. 痢疾[3]

★ 学习指导

（1）痢疾分湿热痢（下痢赤白，里急后重）、寒湿痢（下痢黏滞白冻）、噤口痢（下痢赤白，饮食不进）、休息痢（下痢久延不愈，屡发屡息）。

（2）痢疾证治

主穴	随证配穴
天枢、上巨虚、合谷、关元	湿热痢：曲池、内庭； 寒湿痢：中脘、气海； 疫毒痢：大椎、十宣； 噤口痢：内关、中脘； 休息痢：脾俞、足三里； 久痢脱肛：百会、长强。

（3）主穴记忆

趣记：痢疾是天上交谷。

对照：天枢、上巨虚、三阴交、合谷。

22. 便秘

★ 学习指导

（1）便秘证治

主穴	随证配穴
天枢、上巨虚、大肠俞、支沟	热结：合谷、曲池； 气滞：中脘、太冲； 气虚：脾俞、气海； 阴伤：照海、太溪； 阳虚：足三里、脾俞、气海。

（2）主穴记忆

趣记：便秘天上支钩大肠。

对照：天上——天枢、上巨虚，支沟大肠——支沟、大肠俞。

23. 阳痿[3]

★ 学习指导

（1）阳痿证治

主穴	随证配穴
关元、肾俞、三阴交	肾阳不足：命门、太溪； 惊恐伤肾：志室、胆俞； 心脾两虚：心俞、脾俞、足三里； 湿热下注：阴陵泉、曲泉； 肝郁气滞：太冲、内关； 失眠多梦；神门、心俞； 食欲不振：中脘、足三里； 腰膝酸软：命门、阳陵泉。

（2）主穴记忆

趣记：阳痿要把肾关三个阴天。

对照：关——关元，肾——肾俞，三个阴天——三阴交。

24. 癃闭[3]

★ 学习指导

（1）癃闭证治

主穴	随证配穴
实证：秩边、阴陵泉、三阴交、中极、膀胱俞	湿热下注：委阳； 邪热壅肺：尺泽； 肝郁气滞：太冲； 浊瘀阻滞：血海、次髎。

续表

主穴	随证配穴
虚证:秩边、关元、脾俞、三焦俞、肾俞	脾虚气弱:足三里、气海; 肾气亏虚:太溪、命门。

(2)主穴记忆

趣记:屙不出尿实只因有三级膀胱;续则只叫官员批肾。

对照:只因——秩边、阴陵泉,三极膀胱——三阴交、中极、膀胱俞;虚证,只叫——秩边、三焦俞,官员批肾——关元、脾俞、肾俞。

25. 消渴[3]

★ 学习指导

(1)消渴证治

主穴	随证配穴
胃脘下俞、肺俞、脾俞、肾俞、太溪、三阴交	燥热伤津上消:太渊、少府; 胃燥伤津中消:内庭、地机; 肾阴亏虚下消:复溜、太冲; 阴阳两虚:关元、命门; 上肢疼痛:肩髃、曲池、合谷; 下肢疼痛:风市、阳陵泉、解溪; 皮肤瘙痒:风池、血海、曲池。

(2)主穴记忆

趣记:消渴了三姨太批肺肾。

对照:三姨太——三阴交、胰俞(胃脘下俞)、太溪,批肺肾——脾俞、肺俞、肾俞。

(3)配穴记忆

消渴分上中下三消,上消取心肺经穴,中消取脾胃经穴,下消肝肾经穴治穴,其余对症取穴。

※单元学习自测

2801. 太阳经头痛一般表现在(　　)
A. 顶部
B. 颞部
C. 顶颞部

D. 前额部
E. 后枕部

2802. 患者,男,24 岁。头痛,以前额为主,阵阵发作,每遇风吹、受寒时疼痛加重,痛如锥刺,舌苔薄白,脉弦。治疗应首选(　　)
A. 印堂、百会、合谷、阿是穴
B. 百会、通天、太冲、阿是穴
C. 神庭、百会、风池、阿是穴
D. 头临泣、率谷、风池、阿是穴
E. 上星、前顶、风池、阿是穴

2803. 患者,男,22 岁。头痛,以后头部为主,阵阵发作,痛如锥刺,时有胀痛,每当受风或劳累时疼痛加重,舌苔薄,脉弦。治疗应首选(　　)
A. 后溪、天柱、昆仑、阿是穴
B. 百会、通天、行间、阿是穴
C. 上星、头维、合谷、阿是穴
D. 通天、头维、太冲、阿是穴
E. 头临泣、目窗、前顶、阿是穴

A. 风池、太冲、合谷、内关、后溪
B. 风池、百会、太溪、太冲、行间
C. 风门、列缺、合谷、阿是穴
D. 百会、通天、行间、阿是穴
E. 率谷、太阳、侠溪、内庭

2804. 治疗头痛肝阳上亢证,应首选(　　)

2805. 治疗前头痛风邪袭络证,应首选(　　)

2806. 患者,男,40 岁。腰痛 1 年,近 1 个月来腰部隐隐作痛,两腿酸软乏力,每因劳累后症状加重。治疗应首选(　　)
A. 肾俞、阳陵泉、关元、悬钟
B. 大肠俞、委中、肾俞、阿是穴
C. 肾俞、关元、足三里、太溪
D. 委中、腰阳关、太冲、太溪
E. 委中、太溪、阳陵泉、悬钟

2807. 患者,男,38 岁。素患腰痛,近日因劳累后症状加重,腰部触之僵硬,俯仰困难,其痛固定不移,舌紫暗,脉弦涩。治疗除取主穴外,还应加(　　)
A. 膈俞、次髎
B. 命门、阳陵泉
C. 腰阳关、养老
D. 命门、志室
E. 次髎、阳陵泉

2808. 患者,男,48 岁。腰痛,起病缓慢,隐隐作痛,绵绵不已,腰腿酸软乏力,腰冷,脉细。治疗除取主穴外,还应加(　　)
A. 风府、大杼、阳陵泉
B. 命门、肾俞、太溪
C. 人中、风府、足三里
D. 风府、三阴交、太冲
E. 风府、足三里、太冲

2809. 患者,女,40 岁。两膝关节酸痛,重着不移,双下肢麻木,每

遇阴雨、天冷时，症状加重，舌苔白腻，脉濡缓。治疗应首选（　　）

A. 肾俞、阴陵泉
B. 大椎、曲池
C. 足三里、阴陵泉
D. 足三里、行间
E. 足三里、阳陵泉

2810. 患者，女，59岁。两膝关节红肿热痛，尤以右膝部为重，痛不可触，关节活动不利，并见身热，口渴，舌苔黄燥，脉滑数。治疗除选用犊鼻、梁丘、阳陵泉、膝阳关外，还应加（　　）

A. 大椎、曲池
B. 肾俞、关元
C. 脾俞、气海
D. 脾俞、胃俞
E. 肾俞、合谷

2811. 治疗风寒痹痛，应首选（　　）

A. 灯草灸
B. 隔姜灸
C. 隔蒜灸
D. 隔盐灸
E. 隔附子饼灸

2812. 患者，男，50岁。肩关节疼痛，痛有定处，抬举困难，夜间痛甚，劳累加剧。治疗应首选（　　）

A. 手太阳经穴
B. 近取穴为主
C. 分部近取穴与远取穴相结合
D. 循经取穴
E. 手少阳经穴

2813. 治疗中风闭证，除选太冲、劳宫外还应取（　　）

A. 水沟、中冲、风池
B. 水沟、十二井穴、丰隆
C. 下关、颊车、合谷
D. 中冲、太冲、丰隆
E. 丰隆、涌泉、大椎

2814. 治疗中风所致口角㖞斜，除取地仓、颊车、合谷、内庭外，还应加（　　）

A. 人中
B. 翳风
C. 外关
D. 太冲
E. 商丘

2815. 患者，男，68岁。突然昏迷，牙关紧闭，两手紧握，面赤气粗，口角㖞斜，脉弦滑而数。治疗应首选（　　）

A. 风池、心俞、肾俞、四神聪
B. 风池、合谷、足三里、三阴交
C. 风池、合谷、地仓、太冲
D. 水沟、劳宫、十二井穴、太冲
E. 太冲、合谷、风池、百会

2816. 患者，男，70岁。家属代诉：患者今晨起床后半小时，突然昏仆，不省人事，目合口张，遗溺，手撒，四肢厥冷，脉细弱。治疗用隔盐灸，应首选（　　）

A. 肾俞、太溪
B. 关元、神阙
C. 脾俞、足三里
D. 肾俞、三阴交
E. 三焦俞、内关

2817. 患者，男，68岁。家属代诉：患者于今日下午外出散步，突然昏仆，不省人事，半身不遂，目合口张，鼻鼾息微，遗尿，汗出，四肢厥冷，脉细弱。治疗应首选（　　）
A. 督脉经穴，灸法
B. 任脉经穴，灸法
C. 背俞穴，灸法
D. 足阳明经穴，灸法
E. 足厥阴经穴，针刺用泻法

2818. 患者，女，43岁。眩晕2个月，加重1周，昏眩欲仆，神疲乏力，面色㿠白，时有心悸，夜寐欠安，舌淡，脉细。治疗应首选（　　）
A. 风池、肝俞、肾俞、行间、侠溪
B. 丰隆、中脘、内关、解溪、头维
C. 百会、上星、风池、丰隆、合谷
D. 脾俞、气海、风池、丰隆、足三里
E. 百会、太阳、印堂、合谷

2819. 患者，女，48岁。健忘失眠，时有心悸，头晕目眩，易汗出，舌苔薄白，脉细弱。治疗应首选（　　）
A. 阴陵泉
B. 内关
C. 三阴交
D. 少府
E. 太冲

2820. 患者，女，45岁。失眠2个月，近日来入睡困难，有时睡后易醒，醒后不能再睡，甚至彻夜不眠，舌苔薄，脉沉细。治疗应首选（　　）
A. 神门、内关
B. 神门、胆俞
C. 神门、三阴交
D. 心俞、脾俞
E. 心俞、足三里

2821. 患者，女，45岁。失眠2年，经常多梦少寐，入睡迟，易惊醒，平常遇事犹豫，多疑善感，气短头晕，舌淡，脉弦细。治疗除取主穴外，还应加（　　）
A. 心俞、厥阴俞、脾俞
B. 心俞、肾俞、太溪、足三里
C. 心俞、胆俞、大陵、丘墟
D. 肝俞、间使、太冲
E. 脾俞、胃俞、足三里

2822. 患者，男，50岁。失眠2年，经常多梦少眠，头晕耳鸣，遗精腰酸，舌质红，脉细数。治疗除取主穴外，还应加（　　）
A. 脾俞、足三里、内关

B. 脾俞、内关、公孙
C. 肝俞、阳陵泉、内关
D. 肝俞、行间、心俞
E. 心俞、肾俞、太溪

2823. 患者，男，22 岁。发热恶寒，寒重热轻，头痛身痛，鼻塞流涕，咳嗽，咳痰清稀，舌苔薄白，脉浮紧。治疗应首选（　　）
A. 手太阴、手阳明、足太阳经穴
B. 手少阴、手太阳、手太阴经穴
C. 手太阴、足太阳、手少阳经穴
D. 手太阴、手少阳、足少阳经穴
E. 手阳明、足阳明、手太阴经穴

2824. 患者，男，32 岁。恶寒发热，寒重热轻，头身痛楚，鼻塞流涕，舌苔薄白，脉浮紧。治疗应首选（　　）
A. 列缺、风门、风池、合谷
B. 大椎、曲池、合谷、鱼际
C. 太阳、印堂、外关、少商
D. 肺俞、迎香、曲池、合谷
E. 尺泽、太渊、丰隆、迎香

2825. 患者，女，17 岁。头痛发热 2 天，鼻塞流涕，咽痒，咳稀痰，无汗，舌苔薄白，脉浮紧。治疗除取列缺、风门外，还应加（　　）
A. 风池、合谷
B. 曲池、外关
C. 尺泽、中渚
D. 大椎、阳溪
E. 曲池、内关

2826. 患者，女，45 岁。胃脘隐痛，时吐清水，喜暖喜按，神疲乏力，大便溏，舌苔白，脉虚软。治疗应首选（　　）
A. 背俞穴、足阳明经穴
B. 背俞穴、足厥阴经穴
C. 背俞穴、任脉穴
D. 任脉穴、足少阴经穴
E. 任脉穴、手阳明经穴

2827. 患者，男，50 岁。胃脘部经常隐隐作痛，时泛吐清水，喜暖恶寒，按之痛减，纳差神疲，大便溏，舌苔白，脉弱。治疗除取章门、内关、足三里穴外，还应取（　　）
A. 脾俞、肝俞、下脘
B. 脾俞、胆俞、上脘
C. 脾俞、胃俞、中脘
D. 胃俞、肝俞、三阴交
E. 胃俞、胆俞、上巨虚

2828. 患者，男，42 岁。胃脘胀痛，攻痛连胁，嗳气频作，并呕逆酸苦，二便如常，舌苔薄白，脉沉弦。治疗应首选（　　）
A. 足阳明、足厥阴经穴
B. 足阳明经穴
C. 手、足少阳经穴
D. 任脉、足太阴经穴

E. 足太阳、督脉经穴

2829. 治疗热结型便秘，除取主穴外，还应加（　　）

A. 脾俞、胃俞
B. 气海、神阙
C. 关元、命门
D. 合谷、曲池
E. 中脘、行间

2830. 患者，女，23岁。面瘫2天，左额纹变浅，目裂扩大，鼻唇沟变平，口角向右，㖞斜，舌淡苔薄，脉弦。治疗应首选（　　）

A. 局部取穴，轻浅刺激
B. 局部取穴，强刺激
C. 循经取穴，强刺激
D. 局部近取，配合循经远取，轻浅刺激
E. 局部近取，配合循经远取，强刺激

2831. 患者，女，24岁。咳嗽伴有咽喉肿痛3天，近日咽痛加重，时咳，痰色黄，头痛，舌苔薄黄，脉浮数。治疗除取肺俞、列缺、合谷外，还应加（　　）

A. 风门、支沟
B. 外关、尺泽
C. 尺泽、少商
D. 大椎、外关
E. 曲池、风池

2832. 患者，男，60岁。咳嗽1个月，劳累后加重，咳吐黏痰，胸脘痞闷，胃纳减少，舌苔白腻，脉濡滑。治疗除取肺俞、太渊穴外，还应取（　　）

A. 风门、大椎、合谷
B. 章门、太白、丰隆
C. 脾俞、胃俞、列缺
D. 尺泽、列缺、外关
E. 脾俞、太冲、阴陵泉

2833. 治疗咳嗽肝火烁肺证，应首选（　　）

A. 肝俞、鱼际、侠溪、阴陵泉
B. 肺俞、尺泽、阳陵泉、太溪
C. 中府、丰隆、肺俞、太渊
D. 列缺、合谷、行间、章门
E. 肝俞、肺俞、太渊、章门

2834. 患者，女，53岁。咳嗽月余，加重1周，咳引胸胁疼痛，痰少而稠，面赤咽干，舌苔黄少津，脉弦数。治疗应首选（　　）

A. 足阳明、手阳明经穴
B. 手太阴、手阳明经穴
C. 手阳明、足厥阴经穴
D. 足厥阴、手太阴经穴
E. 手太阴、足太阴经穴

2835. 患者，女，60岁。哮喘5年，发作时气息短促，咳痰不爽，色黄，胸中烦闷，咳引胸胁痛，舌苔黄，脉滑。治疗除取主穴外，喘甚时还应加（　　）

A. 天突、定喘
B. 曲池、外关
C. 大椎、风门

D. 风池、太渊
E. 尺泽、内庭

2836. 患者,女,17 岁。呕吐 2 天,食入即吐,呕吐物酸苦热臭,口苦口渴,喜冷饮,大便燥结,舌苔黄,脉滑。治疗除取主穴外,还应加( )
A. 曲池、大椎、脾俞
B. 合谷、金津、玉液
C. 合谷、列缺、尺泽
D. 脾俞、胆俞、内庭
E. 上脘、曲池、脾俞

2837. 治疗因痰饮引起的呕吐,除取主穴外,还应加( )
A. 脾俞、章门
B. 下脘、足三里
C. 上脘、行间
D. 梁门、内庭
E. 膻中、丰隆

2838. 患者,女,40 岁。呕吐清水,胃部不适,食久乃吐,喜热畏寒,身倦,便溏,小便可,舌苔白,脉迟。治疗除取主穴外,还应加( )
A. 上脘、胃俞
B. 肝俞、太冲
C. 肾俞、太溪
D. 胆俞、丘墟
E. 次髎、血海

2839. 患者,女,40 岁,呕吐痰涎,伴头晕,胸痞,心悸,舌苔白,脉滑。治疗除取主穴外,还应加( )
A. 列缺、尺泽
B. 膻中、丰隆
C. 曲池、外关
D. 风池、尺泽
E. 列缺、合谷

2840. 患者,女,40 岁;腹泻 2 年,平素食欲不佳,每遇饮食不节则腹痛,大便溏薄,神疲肢冷,喜暖畏寒,舌苔白,脉濡软无力。治疗除取中脘、天枢、足三里外,还应加( )
A. 肝俞、肾俞
B. 心俞、胃俞
C. 脾俞、章门
D. 脾俞、厥阴俞
E. 肝俞、下脘

2841. 患者,男,38 岁。泄泻 2 天,1 日数次,质稀如水,水谷相杂,肠鸣腹痛,舌淡苔白滑,脉迟。治疗应首选( )
A. 中脘
B. 天枢
C. 肠俞
D. 胃俞
E. 脾俞

A. 合谷、天枢、梁门、上巨虚
D. 大肠俞、天枢、支沟、上巨虚
C. 中脘、天枢、上巨虚、阴陵泉
D. 脾俞、章门、中脘、天枢、足三里

E. 脾俞、肝俞、三焦俞、内关

2842. 治疗急性泄泻,应首选(　　)

2843. 治疗慢性泄泻,应首选(　　)

A. 曲池、内庭
B. 中脘、内关
C. 脾俞、胃俞、关元俞
D. 肾俞、命门
E. 肝俞、太冲

2844. 治疗湿热泄泻,除取主穴外,还应加(　　)

2845. 治疗脾虚泄泻,除取主穴外,还应加(　　)

2846. 患者,男,55 岁。1 年来每日黎明之前腹微痛,痛即泄泻,或肠鸣而不痛,腹部和下肢畏寒,舌淡苔白,脉沉细。治疗除取主穴外,还应加(　　)

A. 胃俞、合谷
B. 肝俞、内关
C. 三焦俞、公孙
D. 命门、关元
E. 关元俞、三阴交

2847. 患者,男,30 岁。患痢疾 2 个月,近日腹痛,下痢黏白冻,喜暖畏寒,胸脘痞闷,口淡不渴,舌苔白腻,脉濡缓。治疗除取主穴外,还应加(　　)

A. 中脘、脾俞
B. 上脘、胃俞
C. 下脘、三焦俞
D. 中脘、气海
E. 肾俞、气海

2848. 患者,男,18 岁。腹痛 2 日,下痢赤白,里急后重,肛门灼热,口渴,舌苔黄腻,脉滑数。治疗应首选(　　)

A. 合谷、中脘、气海
D. 合谷、天枢、上巨虚
C. 合谷、下脘、关元
D. 曲池、梁门、足三里
E. 曲池、上巨虚、内关

2849. 患者,男,30 岁。两天前因食不洁水果,出现腹痛腹泻,下痢赤白,里急后重,肛门灼热,心烦口渴,小便短赤,舌苔黄腻,脉滑数。治疗除取主穴外,还应加(　　)

A. 中脘、气海
B. 中脘、内关
C. 行间、足三里
D. 曲池、内庭
E. 脾俞、肾俞

2850. 患者,男,47 岁。下肢弛缓无力 1 年余,肌肉明显萎缩,功能严重受限,并感麻木,发凉,腰酸,头晕,舌红少苔,脉细数。治疗应首选(　　)

A. 阳明经穴
B. 太阳经穴
C. 督脉经穴
D. 少阳经穴
E. 厥阴经穴

2851. 患者,男,70 岁。小便淋沥不爽,排尿无力,腰膝酸软,舌质淡,脉

沉细。治疗除选足少阴经穴外，还应取下列何经腧穴(　　)
A. 足少阳
B. 足太阳
C. 足厥阴
D. 足太阴
E. 足阳明

A. 膀胱俞、中极、行间、内庭
B. 阴谷、肾俞、三焦俞、气海、委阳
C. 脾俞、胃俞、足三里、血海
D. 三阴交、阴陵泉、膀胱俞、中极
E. 关元、中极、足三里、肾俞

2852. 治疗癃闭湿热下注证，应首选(　　)

2853. 治疗癃闭肾气不足证，应首选(　　)

2854. 患者，男，56岁。小便欲解不爽，排尿无力，甚则点滴不通，小腹胀满，精神不振，面色㿠白，腰膝酸软，少气懒言，舌淡苔微腻，脉细缓。治疗宜采用(　　)
A. 毫针泻法
B. 三棱针放血
C. 梅花针叩刺
D. 电针
E. 灸法

参考答案

2801:E，2802:A，2803:A，2804:B，2805:C，2806:B，2807:A，2808:B，2809:C，2810:A，2811:B，2812:C，2813:B，2814:D，2815:D，2816:B，2817:B，2818:D，2819:C，2820:C，2821:C，2822:E，2823:A，2824:A，2825:A，2826:A，2827:C，2828:A，2829:D，2830:D，2831:D，2832:B，2833:B，2834:D，2835:A，2836:B，2837:E，2838:A，2839:B，2840:C，2841:B，2842:C，2843:D，2844:A，2845:C，2846:D，2847:D，2848:B，2849:D，2850:A，2851:B，2852:D，2853:B，2854:E

第二十九单元

妇儿科病证

▲ 学习要点

下列常见病的辨证、治法、处方、操作：

月经不调[23]、痛经、崩漏[23]、绝经前后诸症、带下病[3]、缺乳[3]、遗尿

1. 月经不调[23]

★ 学习指导

(1)证治取穴

主穴	随证配穴
月经先期:关元、三阴交、血海	实热:行间; 虚热:太溪; 气虚:足三里、脾俞; 月经过多:隐白。
月经后期:气海、三阴交、归来	寒凝:命门、关元; 血虚:足三里、血海。
月经先后不定期:关元、三阴交、肝俞	肝郁:太冲、期门; 肾虚:肾俞、太溪。

(2)主穴记忆

观海的情景。

趣记:月经不调用三阴交,先观海,后归海,不定期观书(才知道观海时间)。

对照:均用三阴交,先观海——先期加关元、气海,后归海——后期加归来、气海,不定期观书——不定期用关元、肝俞。

(3)配穴记忆

月经不调多取肝肾穴,肝热多取行间,肝郁多取太冲、期门,肾虚多取太溪、肾俞等。

2. 痛经

★ 学习指导

(1)痛经针灸治疗辨证:分为实证和虚证,实证有寒湿凝滞(寒象:经前或经后冷痛、得热痛减)、肝郁气滞(滞象:经前或经后胀痛),虚证多为气血不足,冲任虚损(虚象:经后痛,喜按等)。

(2)寒凝痛经取任脉、足太阴经穴;气滞痛经取任脉、足厥阴经穴;肝肾亏虚取任脉、背俞、足少阴经穴。

(3)证治取穴

主穴	随证配穴
实证:三阴交、中极、次髎、地机	气滞血瘀:太冲、血海; 寒凝血瘀:关元、归来。

续表

主穴	随证配穴
虚证:足三里、三阴交、关元	气血亏虚:气海、脾俞; 肾气亏损:太溪、肾俞。

(3)主穴记忆

趣记:痛经三次地是(实)中级,两个三元(气)能补虚。

对照:三次的——三阴交、次髎、地机,是中级——实证,中极;两个三元——足三里、三阴交、关元。

3. 崩漏[23]

★ 学习指导

(1)崩漏(非周期性子宫出血)当辨虚(量少,色淡)与实(量多,色红或紫暗)。

(2)崩漏证治取穴

主穴	随证配穴
实证:关元、三阴交、隐白	血热:中极、血海; 血瘀:血海、膈俞; 湿热:中极、阴陵泉; 气郁:膻中、太冲。
虚证:气海、三阴交、足三里、肾俞	脾虚:脾俞、百会; 肾虚:肾俞、太溪。

(3)主穴记忆

趣记:崩漏隐三关,两个三七补肾。

对照:隐三关——隐白、三阴交、关元,两个三七补肾——三阴交、足三里、气海、肾俞。

4. 绝经前后诸症

★ 学习指导

(1)证治取穴

主穴	随证配穴
气海、三阴交、肝俞、肾俞、太溪	肾阴亏虚:照海、阴谷; 肝阳上亢:百会、风池、太冲; 痰气郁结:中脘、丰隆; 心神不宁:神门、心俞; 纳少便溏:中脘、阴陵泉。

(2)主穴记忆

趣记:绝经三七补肝肾兮。

对照:三气——三阴交、气海,肝肾兮——肝俞、肾俞、太溪。

5. 带下病[3]

★ 学习指导

(1)证治取穴

主穴	随证配穴
带脉、白环俞、中极、三阴交	湿热下注:阴陵泉、水道、次髎; 脾虚:脾俞、足三里、气海; 肾虚:肾俞、关元、照海; 阴痒:蠡沟、太冲。

(2)主穴记忆

趣记:带下病是三级白带。

对照:三级——三阴交、中极,白带——白环俞、带脉。

6. 缺乳[3]

★ 学习指导

(1)缺乳又名乳少、乳汁不足等,治取胃、肝经治疗。

(2)缺乳证治

主穴	随证配穴
乳根、膻中、少泽	气血虚弱:足三里、脾俞、胃俞; 肝郁气滞:太冲、内关。

(3)主穴记忆

趣记:缺乳是乳中少泽。

对照:乳根、膻中、少泽。

7. 遗尿

★ 学习指导

(1)小儿遗尿证治

主穴	随证配穴
关元、中极、膀胱俞、三阴交	肾气不足:肾俞、命门、太溪; 肝经郁热:行间、阳陵泉; 肺脾气虚:肺俞、气海、足三里; 夜梦多:百会、神门。

(2)主穴记忆

趣记:遗尿关三级膀胱。

对照:关——关元,三级——三阴交、中极,膀胱——膀胱俞。参见癃闭条。

(3)配穴记忆

虚证多用背俞穴,如肾虚取肾俞,脾虚取脾俞,肺虚取肺俞等。

※单元学习自测

2901. 患者,女,25岁。痛经2年,经行不畅,小腹胀痛拒按,经色紫红,夹有瘀块,血块下后痛可缓解,舌有瘀斑,脉沉涩。治疗应以哪组经脉腧穴为主( )

A. 任脉、足少阴经

B. 任脉、足阳明经

C. 督脉、足厥阴经

D. 任脉、足太阴经

E. 督脉、足阳明经

2902. 患者,女,23岁。痛经9年,经行不畅,小腹胀痛,拒按,经色紫红,夹有血块,血块下后痛即缓解,脉沉涩。治疗应首选( )

A. 足三里、太冲、三阴交

B. 中极、次髎、地机

C. 合谷、三阴交

D. 曲池、内庭

E. 合谷、归来

2903. 患儿,女,8岁。遗尿3月余,每隔3~5夜1次,面色萎黄,纳食不多,舌淡苔薄,脉细弱。治疗应首选( )

A. 中极、关元、三阴交、足三里、膀胱俞

B. 中极、天枢、足三里、阴陵泉、太渊

C. 关元、太溪、三阴交、至阴

D. 气海、太冲、行间、昆仑、曲池

E. 曲骨、内庭、太溪、肾俞、气海

2904. 患儿,男,7岁。睡中遗尿,白天小便频而量少,面白气短,纳差,便溏,舌淡苔白,脉细无力。治疗除主穴外,还应选用的穴位是( )

A. 太白、肝俞、胃俞

B. 关元俞、肾俞、关元

C. 次髎、水道、三阴交

D. 百会、神门、内关

E. 气海、肺俞、足三里

2905. 患者,女,26岁。非周期性子宫出血,量多、色紫红、质稠,夹有血块,腹痛拒按,舌红苔黄,脉弦数。治疗除取关元、三阴交、隐白穴外,还应加( )

A. 气海、百会
B. 中极、阴交
C. 归来、合谷
D. 血海、水泉
E. 曲泉、血海

2906. 患者,女,26 岁。非周期性子宫出血,量多、色紫红、质稠,夹有血块,腹痛拒按,舌红苔黄,脉弦数。治疗应首选( )
A. 气海
B. 中极
C. 三阴交
D. 隐白
E. 太冲

2907. 患者,女,29 岁。产后 1 个月。产后乳汁不行,乳房胀满疼痛,情志抑郁不乐。治疗除主穴外,还应选用的是( )
A. 肝俞、膈俞
B. 中脘、期门
C. 太冲、内关
D. 足三里、脾俞、胃俞
E. 中脘、天枢、内关

2908. 患者,女,38 岁。近 3 个月月经提前 1 周以上,月经量多,色红,质稠,两颧潮红,手心烦热,舌红少苔,脉细数。治疗宜首选的穴位是( )
A. 关元、曲池、三阴交
B. 关元、血海、三阴交
C. 三阴交、血海、行间
D. 三阴交、行间、地机
E. 关元、气海、太溪

参考答案

2901:D, 2902:B, 2903:A, 2904:E, 2905:D, 2906:C, 2907:C, 2908:B

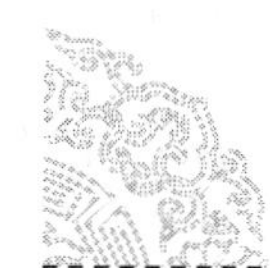

第三十单元

皮外骨伤科病

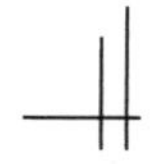

▲ 学习要点

下列常见病的辨证、治法、处方、操作:

瘾疹[23]、蛇串疮、神经性皮炎[3]、乳癖[3]、颈椎病[23]、落枕、漏肩风、扭伤[23]、肘劳[3]。

1. 瘾疹[23]

★ 学习指导

(1)针灸治疗风疹效果较好。

（2）瘾疹证治

主穴	随证配穴
曲池、合谷、血海、膈俞、三阴交	风热犯表：大椎、风门； 风寒束表：风门、肺俞； 胃肠积热：天枢、足三里； 血虚风燥：脾俞、足三里； 呼吸困难：天突； 恶心呕吐：内关。

（3）主穴记忆

趣记：瘾疹去河谷交给血。

对照：去河谷——曲池、合谷，交给血——三阴交、膈俞、血海。治风先治血，取血海、膈俞穴治风，参见行痹取穴。

2. 蛇串疮

★ 学习指导

（1）蛇串疮（蛇丹）证治

主穴	随证配穴
夹脊穴、阿是穴	肝胆火旺：行间、侠溪； 脾胃湿热：阴陵泉、内庭； 瘀血阻络：血海、三阴交； 便秘：天枢； 心烦：神门。

（2）主穴记忆

趣记：蛇串疮夹击阿是。

对照：局部围刺夹脊穴、阿是穴。

3. 神经性皮炎[3]

★ 学习指导

（1）神经性皮炎初期瘙痒无皮疹，后期皮疹明显。

（2）神经性皮炎证治取穴

主穴	随证配穴
曲池、合谷、血海、膈俞、阿是穴	风热侵袭：外关、风池； 肝郁化火：太冲、肝俞； 血虚风燥：脾俞、三阴交、足三里。

（3）主穴记忆

趣记：神皮啊去河谷给血。

对照：啊——阿是穴，去河谷——曲池、合谷，给血——膈俞、血海。

4. 乳癖[3]

★ 学习指导

（1）乳癖取足阳明、足厥阴经穴。

（2）乳癖证治取穴

主穴	随证配穴
膻中、乳根、屋翳、期门、足三里、太冲	肝郁气滞：肝俞、内关； 痰浊凝结：丰隆、中脘； 冲任失调：关元、肝俞、肾俞。

（3）主穴记忆

趣记：乳癖冲屋门里跟踪。

对照：冲屋门里——太冲、屋翳、期门、足三里，跟踪——乳根、膻中。

5. 颈椎病[23]

★ 学习指导

（1）颈椎病治疗主要取穴于手足三阳经、督脉及局部取穴。

（2）颈椎病证治取穴

主穴	随证配穴
颈夹脊、天柱、风池、悬钟、阿是穴	太阳：申脉； 少阳：外关； 阳明：合谷； 督脉：后溪； 外邪内侵：合谷、列缺； 气滞血瘀：膈俞、合谷； 肝肾不足：肝俞、肾俞； 上肢麻痛：合谷、手三里； 头晕头痛：百会或四神聪； 恶心呕吐：中脘、内关； 耳鸣耳聋：听宫、外关。

（3）主穴记忆

趣记：颈椎病天风悬颈啊。

对照:天风——天柱、风池,悬颈啊——悬钟、颈夹脊、阿是穴。

6. 落枕

★ 学习指导

(1)治疗取手太阳、足少阳经穴为主

主穴	随证加减
外劳宫、天柱、悬钟、后溪、阿是穴	督脉太阳经:大椎、束骨; 少阳:风池、肩井; 风寒:风池、合谷; 气血血瘀:内关、合谷; 肩痛:肩髃; 背痛:天宗。

(2)主穴记忆

趣记:落枕是外后天肿。

对照:是——阿是穴,外后天——外劳宫、后溪、天柱,肿——悬钟。

7. 漏肩风

★ 学习指导

(1)漏肩风,又称肩周炎,系中医筋伤病证,治当以局部治加辨证取穴相结合,取穴以局部穴为主,配合取远端穴位。

(2)漏肩风证治

主穴	随证加减
肩髎、肩髃、肩贞、阳陵泉、阿是穴、条口透承山	手阳明经(肩前):合谷; 手太阳经(肩后):后溪; 手少阳经(侧面):外关; 手太阴经:列缺; 外邪内侵:合谷、风池; 气滞血瘀:内关、膈俞; 气血虚:足三里、气海。

(3)主穴记忆

趣记:肩周炎三肩挑成阳陵泉。

对照:三肩——肩髎、肩髃、肩贞,挑成——条口透承山,阳陵泉。

8. 扭伤[23]

★ 学习指导

(1)扭伤以局部治疗为主

主穴	随证配穴
阿是穴、局部取穴	腰部:大肠俞、腰痛点、委中; 颈部:风池、绝骨、后溪; 肩部:肩髎、肩髃、肩贞; 肘部:曲池、小海、天井; 腕部:阳池、阳溪、阳谷; 髋部:环跳、秩边、居髎; 膝部:膝眼、梁丘、膝阳关; 踝部:解溪、昆仑、丘墟; 循经选取穴(督脉加水沟或后溪,足太阳取昆仑或后溪,手阳明取手三里或三间)+循经上下取穴(膝内侧伤取血海和阴陵泉)+手足同名经取穴。

(2)主穴记忆

趣记:扭伤治伤处,阿是来相助,循经远穴出。

9. 肘劳[3]

★ 学习指导

(1)肘劳(肱骨外上髁炎)多系慢性劳损所致。

(2)肘劳取穴:主穴以阿是穴,压痛点,在局部压痛点多各透刺,或多作齐刺。

(3)分部位取穴

主穴	随证配穴
阿是穴	手阳明经(外上方,网球肘):曲池、手三里、三间; 手太阳经(内下方,高尔夫肘):小海、阳谷; 手少阳经(尺骨鹰嘴,学生肘):外关、天井。

(4)主穴记忆

趣记:肘劳治三经,三利剑去上,小阳下,天井外治。

对照:三利剑去上——手三里、三间、曲池,外上髁炎证;小阳下—内下方的内上髁炎取小海、阳谷治疗;天井外——天井、外关治外部。

※单元学习自测

患者,男,36岁。诉今日上午突发皮肤瘙痒,皮肤上可见大小不等、形状各异的风团,部分成片,部分孤立散在,色淡红或白,今日下午又发作。口干、舌红,二便调。治疗主穴应首选（　　）

A. 合谷、委中、天枢、太冲、内关
B. 曲池、合谷、血海、膈俞、三阴交
C. 曲池、合谷、足三里、太冲、风池
D. 合谷、三阴交、太冲、内庭、三阴交
E. 内关、合谷、阴陵泉、外关、风池

参考答案

B

第三十一单元

五官科病证

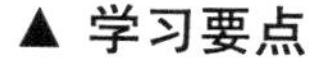

▲ 学习要点

下列常见病的辨证、治法、处方、操作：

目赤肿痛[23]、耳鸣耳聋、牙痛、咽喉肿痛[23]、近视[3]。

1. 目赤肿痛[23]

★ 学习指导

(1)目赤肿痛证治

主穴	随证配穴
合谷、太冲、风池、太阳、睛明	外感风热:少商、外关; 肝胆火盛:行间、侠溪。

(2)主穴记忆

趣记:目赤肿痛太太敬河风(就好)。

对照:太太——太冲、太阳,敬河风——睛明、合谷、风池。

2. 耳鸣耳聋

★ 学习指导

(1)耳鸣耳聋证治

主穴	随证配穴
实证:听会、翳风、侠溪、中渚	肝胆火旺:行间、丘墟; 外感风邪:外关、合谷; 痰火郁结:丰隆、阴陵泉;
虚证:听宫、翳风、太溪、肾俞	脾胃虚弱:气海、足三里。

(2)主穴记忆

趣记:耳鸣小溪中听风,虚风胜太公。

对照:实证——侠溪、中渚、听会、翳风;虚证——翳风、肾俞、太溪、听宫。

3. 牙痛

★ 学习指导

(1)牙痛取手足阳明经穴为主。

(2)牙痛证治

主穴	随证配穴
合谷、颊车、下关	风火:外关、风池 胃火:内庭、二间 虚火:太溪、行间

(3)主穴记忆

趣记:牙痛在河谷下车。

对照:合谷、下关、颊车。虚火系肝肾阴虚故取太溪、行间。

4. 咽喉肿痛[23]

★ 学习指导

(1)少商点刺治其证要穴。

(2)咽喉肿痛证治

主穴	随证配穴
实热:少商、尺泽、合谷、关冲;虚热:太溪、照海、列缺、鱼际	风热:风池、外关; 肺胃热盛:内庭、鱼际。

(3) 主穴记忆

趣记:咽喉肿痛少吃河虫,补缺的赵太鱼。

对照:实证——少商、尺泽、合谷、关冲;虚证——列缺、照海、太溪、鱼际。

5. 近视[3]

★ 学习指导

(1) 近视主取局部穴,辅远部穴。

(2) 近视证治

主穴	随证配穴
睛明、承泣、风池、光明	心脾虚:心俞、脾俞、足三里; 肝肾不足:肝俞、肾俞、太溪、太冲。

(3) 主穴记忆

趣记:近视竟成风光。

对照:竟成风光——睛明、承泣、风池、光明。

※单元学习自测

3101. 患者,男,43 岁。两耳轰鸣,按之不减,听力减退,兼见烦躁易怒,咽干,便秘,脉弦。治疗应首选( )

A. 手、足太阴经穴

B. 手、足少阴经穴

C. 手、足少阳经穴

D. 手阳明经穴

E. 足太阳经穴

3102. 患者,男,48 岁。耳中胀痛,鸣声不断,按之不减,烦躁易怒,胸胁胀痛,口苦咽干,舌苔黄,脉弦数。治疗除取翳风、听会、侠溪、中渚外,还应加( )

A. 外关、合谷

B. 听宫、足三里

C. 太冲、丘墟

D. 肾俞、关元

E. 耳门、太溪

A. 头维、外关

B. 外关、风池

C. 外关、曲池

D. 太溪、行间

E. 太溪、三阴交

3103. 治疗牙痛风火证除取主穴外,还应加( )

3104. 治疗牙痛肾阴虚证,除取主穴外,还应加( )

3105. 治疗肾虚型牙痛,除取主穴外,还应加( )

A. 外关、风池
B. 太溪、行间
C. 太溪、外关
D. 太冲、曲池
E. 太冲、阳溪

3106. 患者,女,31 岁。右侧牙痛 3 天,龈肿,痛剧,伴口臭,口渴,大便 3 日未行,舌苔黄,脉洪。治疗除取颊车、下关穴外,还应加( )
A. 外关、风池
B. 太溪、行间
C. 中渚、养老
D. 合谷、内庭
E. 太冲、曲池

3107. 患者牙痛剧烈,伴口臭,口渴,便秘,舌苔黄,脉洪。治疗应首选( )
A. 风池
B. 外关
C. 足三里
D. 风门
E. 内庭

3108. 治疗目赤肿痛,应首选( )
A. 大敦
B. 行间
C. 曲泉
D. 期门
E. 丘墟

3109. 患者外感风热,咽喉赤肿疼痛,吞咽困难,咽干,咳嗽。治疗应首选( )
A. 列缺
B. 内庭
C. 太溪
D. 少商
E. 廉泉

参考答案

3101:C, 3102:C, 3103:B, 3104:D, 3105:B, 3106:A, 3107:E, 3108:B, 3109:D

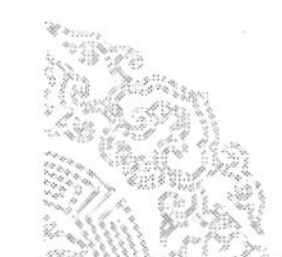

第三十二单元

其他病证的针灸治疗

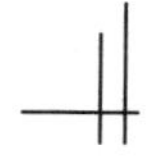

▲ 学习要点

下列常见病的辨证、治法、处方、操作:
晕厥[23]、内脏绞痛[23]、肥胖症。

1. 晕厥[23]

★ 学习指导

(1)晕厥系急症,需与中风、眩晕等相鉴别。

(2)晕厥证治:宜选用督脉、手厥阴经。

主穴	随证配穴
水沟、百会、内关、足三里	虚证:气海、关元; 实证:合谷、太冲。

(3)主穴记忆

趣记:晕厥在山里水沟内关百(天),虚会加元气,实冲河谷。

对照:山里水沟内关百——足三里、水沟、内关、百会。虚会加元气——百会、关元、气海,实冲河谷——实证配合谷、太冲。

2. 内脏绞痛[23]

★ 学习指导

(1)内脏绞痛需辨明病位,主要分心、肾、胆等脏腑,辨部位分胸、腹、腰部等。

(2)内脏绞痛证治

主穴	随证配穴
心绞痛:膻中、内关、阴郄、郄门	气滞血瘀:太冲、血海; 寒邪凝滞:神阙、至阳; 痰浊阻络:中脘、丰隆; 阳气虚衰:心俞、至阳。
肾绞痛:肾俞、膀胱俞、中极、阴陵泉、三阴交	下焦湿热:委阳、合谷; 肾气不足:气海、关元。
胆绞痛:胆囊穴、阳陵泉、日月、胆俞	肝胆湿热:内庭、阴陵泉; 肝胆气滞:太冲、丘墟; 寒热往来:支沟、外关; 蛔虫妄动:迎香透四白。

(3)主穴记忆

趣记:心绞痛观众喜,肾绞痛应全剩肾三级膀胱,胆绞痛阳日输(通)胆囊。

对照:心绞痛观众喜——内关、膻中、阴郄、郄门;

肾绞痛应全剩——阴陵泉、肾俞,三级膀胱——三阴交,中极,膀胱肾;

胆绞痛阳日输(通)胆囊——阳陵泉、日月、胆俞、胆囊穴。

3. 肥胖症[3]

★ 学习指导

(1)肥胖症取手足阳明、足太阴穴为主。

(2)肥胖症证治

主穴	随证配穴
曲池、天枢、阴陵泉、丰隆、太冲	胃肠积热:上巨虚、内庭; 脾胃虚弱:脾俞、足三里; 肾阳亏虚:肾俞、关元; 心悸:神门、内关; 胸闷:膻中、内关; 嗜睡:申脉、照海; 腹部肥胖:归来、下脘、中极; 便秘:支沟; 性功能减退:关元、肾俞; 下肢水肿:三阴交、水分。

(3)主穴记忆

趣记:肥胖阴天去冲锋。

对照:阴天——阴陵泉、天枢,去冲锋——曲池、太冲、丰隆。

※单元学习自测

3201. 患者,女,50 岁。家属代诉:刚才与人争吵,突然昏倒,不省人事。见面色苍白,汗出,四肢逆冷,脉细缓。治疗应首选( )

A. 百会、神庭、印堂、太阳

B. 百会、囟会、人中、承浆

C. 通天、四神聪、神门、液门

D. 人中、百会、足三里、内关

E. 三阴交、合谷、神门、大陵

3202. 患者,男,56 岁。胸痛彻背,感寒痛甚,胸闷气短,喘息咳唾,畏寒肢冷,舌苔白腻,脉沉迟。治疗应首选( )

A. 心俞、厥阴俞、内关、通里
B. 膻中、太渊、丰隆、阴陵泉
C. 内关、郄门、阴郄、膻中
D. 心俞、膻中、内关、神门
E. 心俞、巨阙、太渊、足三里

参考答案

3201:D, 3202:C

执 考 篇

第一单元

考试认知与复习方法指导

一、磨刀不误砍柴工

精心准备，统筹安排，掌握应试法宝

考试成绩往往不等于真实水平。学得好，考得不好的事经常发生。应试非常讲究技巧和策略，不会考试的，在考试中会频频犯一些低级错误，导致考试失败；会考试的，在考试中能超常发挥，一举获得成功。换句话说，如果你掌握了一套行之有效的应试方法，在短时间内通过高效率的复习和准备，是完全可以考好的。所以，参加考试就像参加一次战役，在战略上要藐视它，要充满信心，但在思想上却不能麻痹大意，要重视它。如果不努力，不想办法，抱着“碰运气”或“听天由命”的想法去考试，后果将不言而喻。

考试是一个系统工程，包含考试对象、考试目标、考试方法等要素。考试对象有考试组织者和考生；考试目标是考试组织者通过一些方法检测、评价考生某方面的能力和水平。对中医类医师资格考试而言，考试的组织者是卫生部所属的国家医学考试中心、国家中医药管理局，考生是医学院校的毕业生，考试目标是检测考生是否具备执业医师基本的知识水平和能力要求；考试的方法是全国统一的分级、分类、分步考试。

在考试过程中，考生常常是被动的。但是，由于各类考试都有特定的考试范围、考试方法和考试内容，每类考试都有其规律性。如果考生掌握了考试规律，就会变被动为主动，取得意想不到的效果。所以，要在考试中稳操胜券，首先要精心准备，去了解、认识执业医师资格考试，根据自己的知识能力现状，统筹安排复习时间、复习内容和复习方法。在10余年的执业医师资格考试应试培训中，我了解到许多考生根本就没有认真想过这些问题，不少的考生甚至连考试科目都不知道，全凭自己认为哪些科目重要就开始复习，一头埋在书山题海中，弄得云里雾里，苦了累了，结果却败了。有的考生知道考试科目，却不知道考试范围，不了解考试形式，更没有什么复习计划，一会儿看这本书，一会儿看那本书，一会儿又忙于做题练习，复习效果同样很糟糕。

考生朋友,方法的问题永远都是最重要的问题,正所谓“磨刀不误砍柴工”,建议你先静下心来仔细研究一下医师资格考试。

二、知己知彼,百战不殆

全面认识,客观分析,把准考试方向

参加执业医师资格考试,首先得弄清楚几个问题:为什么要考?怎么考?考什么?怎样才能考好?

(一)为什么要考

1. 考试的由来和背景　为了加强我国医师队伍的建设,提高医师队伍的职业道德和业务素质,我国于1998年6月26日颁布《执业医师法》,该法明确规定“我国实行医师资格考试制度”,考试成绩合格取得执业(助理)医师资格,经注册后方可从事相应的医疗、预防、保健业务。自1999年起,我国全面开始了执业医师资格考试,每年考试1次。我国现在已经基本构建起具有中国特色的医师资格考试制度。

2. 考试的特点和评价标准　医师资格考试是行业准入性考试,目的在考查应试者是否达到从事临床医疗活动的基本专业知识水平和实践能力。它是一种标准参照测验,即医师资格考试成绩合格线的划定,不依赖于其他考生,而是决定于合格标准的高低。换句话说,不管今年有多少考生参加考试,也不管今年考生的水平如何,只要考试试卷审定和合格标准划定,就可以确定合格线。

根据国卫医考委发〔2016〕7号通知,“自2016年起,医师资格考试医学综合笔试部分类别执行固定合格分数线”,均为取得60%分数即为合格。如具有规定学历中医执业医师资格考试总分为600分,合格线为360分;具有规定学历中医执业助理医师资格考试总分为300分,合格线为180分。

按国家医学考试中心有关负责人所言,医师资格考试标准的定位是“入门水平、基本要求、全面考核”。这12字方针,符合我国地域广阔,各地医学教育水平参差不齐,学历层次复杂,医疗卫生条件差异较大的基本国情,是医师资格考试标准制定的准绳,是命审题的原则。

从历年的考题来看,医师资格考试的考题从来没有超过考试大纲范围,考查的知识点都是常用的基础知识和必备的基本能力,没有偏题,没有特别难的题。只是由于试题涉及的范围较广,内容较多,许多考生感到无从下手,知识上存在着较多盲区,考试时丢分较多,考试成绩达不到合格要求,这才是医师资格考试的真正难度所在。因此,单从应试的角度而言,复习着重讲究一个“全”字,但不必太深入，不能以偏概全，更不能去钻牛角尖。有的考生喜欢猜题，只把自己认为可能要考的一些知识复习了，孤注一掷，结果是败多胜少。这是医师资格考试复习的大忌！

医师资格考试“注重理论知识的综合应用和解决实际问题的能力”。一是理论知识与应用能力考核并重，主要体现在对实践技能进行单独考核，合格后方可参加综合笔试。二是注重各科之间知识的关联性和与实际应用相结合。在综合笔试中，临床科目的分值占了60%，基础科目侧重于考查与实际应用相结合。如中医类的中医诊断学，重在考辨证能力，尤其是脏腑辨证；方剂学侧重考以证立方；中医内科、外科、妇科、儿科也是列出临床收集到的病史、症状和体征，考查辨证论治的能力。对一些中医医史文献，如《黄帝内经》等经典著作却考得甚少。因此，在复习时要区别于一般性的考试，注意各章节之间，各科之间知识的内在联系，注意与临床实践结合起来，方能事半功倍。

3. 考试的发展趋势

测试目标——能力化趋势。以测试医生综合诊疗能力为中心，含医学人文、医学知识和医学技能水平等方面。

标准水平——逐步提高趋势。技能（不断增加内容），笔试（增加科目，提高分数线）。

考试方法——网络化趋势。计算机考试（部分技能和综合笔试）和网络化管理。

技能考试——临床情景化趋势。SP 标准化病人；OSCE 客观结构化多站式考试（3 站——5 站——16 站）。

（二）怎么考

1. 考试的组织形式 《执业医师法》规定医师资格考试由卫生部主管，卫生部医师资格考试委员会领导考试工作，国家医学考试中心具体实施考试。考试实行全国统一考试。各省、市、自治区设考区，考区下设考点，组织考试工作。全国现有 31 个考区 350 多个考点。

2. 分级、分类、分步实施考试 考试分为 2 级 4 类 20 余种报考类别，即执业医师和执业助理医师 2 级（具有医学专业本科以上学历，在医疗、预防、保健机构试用期满一年的可报考执业医师；具有大专或中专学历，试用期满一年可报考执业助理医师。助理医师也可报考医师，即具有医学专科学历的助理医师从事专业工作满二年、具有中专学历的助理医师从事专业满五年者，可报考执业医师资格）。每级分为临床、中医、口腔、公共卫生四类。中医类包括中医（具有规定学

历、师承或确有专长)、中西医结合、民族医(蒙医、藏医和维医等类,其他民族医陆续开考)。因每类的考试科目、考试题数量都有所区别,考生首先要弄清楚报考的类别,以免选错复习资料,偏离考试方向。

考试分为两个部分,即医学实践技能考试和医学综合笔试。实践技能考试过关后,方可参加医学综合笔试。

实践技能考试由全国统一命题,统一考试时间,由省级医师资格考试领导小组组织实施。一般在每年 6 月份举行,实行三站式考试方式,中医类第一站考病历书写和辨证论治能力(笔答),第二站考体格检查和技能操作(操作),第三站考临床答辩(问答)。2003 年以前,要求每一站成绩都要达到 60%的合格标准,2004 年开始实行总分达到 60%的合格标准,略降低了考试难度。

综合笔试实行标准化(考题全为单项选择题,填机读卡)全国统一考试。2016 年前,考试日期在每年 9 月的第 3 个或第 4 个周末举行,因为 2017 年试点综合笔试考两次,第一次考试时间调整到 8 月末,第二次考试时间在 11 月。执业医师考试时间为 2 天,分 4 个单元;执业助理医师考试时间为 1 天,分 2 个单元。每单元考试时间均为 150 分钟,有 150 个考题。中医类由卫生部国家医学考试中心和国家中医药管理局中医师资格认证中心承担国家一级的具体考试业务工作。

(三)考什么

医师资格考试到底考什么内容?说出具体的考题是不可能的,因为一般人不可能提前知道考试题目,即使知道也不能透露,否则将受到法律的严惩。实际上,国家颁布的《考试大纲》和《考试大纲细则》等已经较明确地告诉了考生考什么内容了,只是没有引起考生的高度重视,或者是考生不知道怎么使用考试大纲。

1. 精读考试大纲,全面把握考点　医师资格考试是全国统一考试,用什么来统一?那就是考试大纲。考试大纲既是考生复习应试的准绳,也是命审题专家命题的依据。换句话说,只要认真研究考试大纲,基本上可以分析出绝大部分考题。

中医类考试大纲由中国中医药出版社出版,分为实践技能考试和医学综合笔试两部分。从 1999 年至今,实践技能考试大纲有 1999 年、2002 年、2005 年、2009 年、2016 年版等;综合笔试大纲有 1999 年、2001 年、2005 年、2009、2013 年版等。考前应研读最新版的考试大纲。

针灸学的内容,考试占了较重比例,中医执业医师和中医执业助理医师约占

10%，中西医结合执业医师和中西医结合执业助理医师约占5%。

2. 精选精做练习题，适应医师资格考试　在复习的同时，适当做一些练习题是非常必要的。但是，做练习题要讲究一个度，讲究方法。做什么练习题，做多少，什么时候做，怎么做都会影响复习效果。

从复习的需要来看，一是需要做与复习进度一致的章节性练习题，这类题市场上出售的各种复习书中都有。这类题的选择标准，关键是看是否与大纲要求的考点一致。做这类题旨在加深复习知识的印象，强化考点的知识，一般与复习同步，做题所花的时间一般只占复习时间的三分之一左右。对技能考试复习而言，重在练习操作技能，最好是有专人指导。如练习病历书写与辨证论治能力，选一些大纲要求病证的病案资料，反复练习，再与提供的参考答案比较，总结出一些套路，逐渐形成辨证论治能力。如戴无菌手套，练几次就能熟练操作了。练习临床答辩，复习时多设问，再自答，很快会熟悉问答内容，适应答问场景了。

二是需要做成套的练习题(模拟题)。这类题一般在复习的后阶段临战演练。这类题要精选，仅是练习而已，不能作为复习效果如何的评价标准。因为成套的模拟题，其试题结构很难达到真实试题水平，即考题范围、考题分布、考题难易程度、题型分布、试题量、文字量等重要指标都与真题有很大差距。市面上的模拟题，有的考试科目都没有涵盖完，有的连试题总数没有达到，更不要说其难易程度如何了。所以，质量较差的模拟题，容易形成误导。如果考生做了某些模拟题，自测分数还可以，就认为考试问题不大了，值得纠正看法。

三是需要做往年考试真题。真题是值得推崇的，真题的价值在于能告诉你考试的方式(题型、题量)、考试的科目、考试各科的分值比例、考试的重点、考试的难易程度，还能较好地评价你达到什么水平，能不通过考试。用往年考题来练习，是最好不过的了。从2000年到2013年的考试情况来看，各年的试题都没有多大变化，最多只是大纲有微调时做了小调整，甚至各年试题有不少重复。许多复习了历年考题的考生反应，考试时有种似曾相识的感觉，绝大多数题都见过。复习历年考试真题，一方面需要做1~2套完整的考题，进行临战演习，另一方面，需要精做，将每一道题进行分析，与大纲比较，找出考点，举一反三。还可以把历年考题进行按科目归类，这样可以在平时复习某科时同步练习，其效果比做一般的练习题好得多。

(四) 怎样才能考好

综上所述，深入全面了解医师资格考试，精心制定复习计划，遵循大纲全面复习，练习分析熟悉考点，做好充分准备沉着应战，这是考试制胜的法宝。

对技能考试而言，尤其注意以下问题：

1. 明确考试要求，熟悉考试环节　要了解本地方考试的具体办法，尽量能了解考试的方式，具体步骤，甚至是大致内容。即明确技能具体怎样考，分为几站，各站的具体考试办法，侧重考试的内容，所占分值比例等。

2. 紧扣大纲全面复习，查漏补缺不留盲区　严格按照大纲要求，全面复习。对自己熟悉的内容，进行快速的重现和强化，对不熟悉的内容，进行查漏补缺。要对大纲要求的知识进行目标式、扫障式复习。不能主观认为某些大纲规定的内容不考，就不复习。也不能认为某个科目对自己来说太难，干脆就放弃。这样会形成知识盲区，到时白白丢分。

3. 临阵练习突出重点，苦练操作强化技能　由于考试内容甚多，在全面复习的基础上，在临考之前要有的放矢，进行针对性地重点复习。如病历书写，一定要按照考试要求练习写几个病历；要练习体格检查；要学会戴无菌手套，穿脱隔离衣，练针刺、灸、拔罐、推拿手法；多找几个化验单进行判读，对要求的几种心电图，X线片要会判读；对病史资料的采集要反复练习；对常见的问题要进行准备。

4. 调节心态从容应考，站站为营每分必争　考试前要熟悉考试环境，做好生活安排。遵守考场及考试纪律，服从考官安排。由于分三站考试，因考生较多，有的考生可能各站间考试要等待较长一段时间，考生要调节好心态，不慌不忙，沉着应战。考生间不要相互讨论或探听考试情况，尽量不受其他考生的干扰。由于是三站考试总分达到60%以上为合格，所以考生要步步为营，一站一站地考好，不要没考完就沾沾自喜、粗心大意，也不要垂头丧气，自己放弃，尽量要做到站站为营每分必争。

第二单元

考试范围及示例

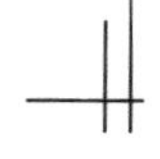

一、技能考试

（一）考试内容、方式及分值

1. 技能考试方式及分值

下表以2016年前考试为例，复习时请以现行考试大纲为准。

第一站：

<table>
<tr><td rowspan="2">考试项目
（考试时间 60 分钟）</td><td colspan="3">评分标准</td></tr>
<tr><td colspan="2">具有规定学历人员</td><td>师承或确有专长人员</td></tr>
<tr><td>主诉</td><td colspan="2">1</td><td>1</td></tr>
<tr><td>现病史</td><td colspan="2">2</td><td>2</td></tr>
<tr><td>既往史</td><td colspan="2">1</td><td>1</td></tr>
<tr><td>中医辨病辨证依据</td><td colspan="2">8</td><td>8</td></tr>
<tr><td>中医病证鉴别</td><td colspan="2">5</td><td>5</td></tr>
<tr><td rowspan="2">诊断</td><td>中医疾病诊断</td><td>5</td><td>5</td></tr>
<tr><td>中医证候诊断</td><td>5</td><td>5</td></tr>
<tr><td>中医治法</td><td colspan="2">4</td><td>4</td></tr>
<tr><td>方剂名称</td><td colspan="2">3</td><td>3</td></tr>
<tr><td>药物组成、剂量及煎服法</td><td colspan="2">6</td><td>6</td></tr>
<tr><td>合计</td><td colspan="2">40</td><td>40</td></tr>
</table>

第二站：

<table>
<tr><td colspan="4">具有规定学历人员</td><td colspan="4">师承或确有专长人员</td></tr>
<tr><td>考试内容</td><td>考试
分数</td><td>考试
方法</td><td>考试
时间</td><td>考试
内容</td><td>考试
分数</td><td>考试
方法</td><td>考试
时间</td></tr>
<tr><td>中医操作</td><td>10</td><td rowspan="2">实际操作</td><td rowspan="4">15 分钟</td><td>中医操作</td><td>10</td><td rowspan="5">实际操作</td><td rowspan="5">15 分钟</td></tr>
<tr><td rowspan="2">中医操作</td><td rowspan="2">10</td><td>中医操作</td><td>10</td></tr>
<tr><td></td><td>中医操作</td><td>10</td></tr>
<tr><td>体格检查</td><td>5</td><td>考生互查</td><td>体格检查</td><td>//</td></tr>
<tr><td>西医操作</td><td>5</td><td>实际操作</td><td></td><td>西医操作</td><td>//</td></tr>
</table>

第三站：

<table>
<tr><td colspan="4">具有规定学历人员</td><td colspan="4">师承或确有专长人员</td></tr>
<tr><td>考试内容</td><td>分数</td><td>方法</td><td>时间</td><td>内容</td><td>分数</td><td>方法</td><td>时间</td></tr>
<tr><td>中医问诊答辩</td><td>8</td><td rowspan="2">中医答辩</td><td rowspan="2">15 分钟</td><td>中医问诊答辩</td><td>8</td><td rowspan="2">现场口试</td><td rowspan="2">15 分钟</td></tr>
<tr><td>中医答辩</td><td>8</td><td>中医答辩</td><td>8</td></tr>
</table>

续表

具有规定学历人员				师承或确有专长人员			
考试内容	分数	方法	时间	内容	分数	方法	时间
双重诊断答辩	8	中医答辩	15分钟	中医答辩	8	现场口试	15分钟
西医答辩或临床判读	6			中医答辩	6		
				临床判读	//		

2. 技能考试针灸学的内容　现摘录2016年前的针灸学技能考试内容作为参考,复习时请以现行考纲为准。

中医 执业医师	中医 助理医师	中西医结合 执业医师	中西医结合 助理医师
(1)中医辨证论治能力测试范围:针灸穴位与操作技术的选择能力			
(2)中医技术操作技能测试范围:常用针灸穴位的掌握与操作技能			
1. 尺泽 2. 孔最 3. 列缺 4. 鱼际 5. 少商 6. 商阳 7. 合谷 8. 手三里 9. 曲池 10. 肩髃 11. 迎香 12. 地仓 13. 下关 14. 头维 15. 天枢 16. 梁丘 17. 犊鼻 18. 足三里 19. 条口 20. 丰隆 21. 内庭	1. 尺泽 2. 孔最 3. 列缺 4. 鱼际 5. 少商 6. 商阳 7. 合谷 8. 手三里 9. 曲池 10. 肩髃 11. 迎香 12. 地仓 13. 下关 14. 头维 15. 天枢 16. 梁丘 17. 犊鼻 18. 足三里 19. 条口 20. 丰隆 21. 内庭	1. 孔最 2. 列缺 3. 少商 4. 合谷 5. 曲池 6. 肩髃 7. 迎香 8. 地仓 9. 下关 10. 天枢 11. 足三里 12. 条口 13. 丰隆 14. 公孙 15. 三阴交 16. 地机 17. 阴陵泉 18. 血海 19. 神门 20. 后溪 21. 听宫	1. 孔最 2. 列缺 3. 少商 4. 合谷 5. 曲池 6. 肩髃 7. 迎香 8. 地仓 9. 下关 10. 天枢 11. 足三里 12. 条口 13. 丰隆 14. 公孙 15. 三阴交 16. 地机 17. 阴陵泉 18. 血海 19. 神门 20. 后溪 21. 听宫

续表

中医 执业医师	中医 助理医师	中西医结合 执业医师	中西医结合 助理医师
22. 公孙	22. 公孙	22. 肺俞	22. 肺俞
23. 三阴交	23. 三阴交	23. 膈俞	23. 膈俞
24. 地机	24. 地机	24. 胃俞	24. 胃俞
25. 阴陵泉	25. 阴陵泉	25. 肾俞	25. 肾俞
26. 血海	26. 血海	26. 委中	26. 委中
27. 通里	27. 通里	27. 承山	27. 承山
28. 神门	28. 神门	28. 昆仑	28. 昆仑
29. 后溪	29. 后溪	29. 至阴	29. 至阴
30. 天宗	30. 天宗	30. 太溪	30. 太溪
31. 听宫	31. 听宫	31. 照海	31. 照海
32. 攒竹	32. 攒竹	32. 内关	32. 内关
33. 天柱	33. 天柱	33. 大陵	33. 大陵
34. 肺俞	34. 肺俞	34. 外关	34. 外关
35. 膈俞	35. 膈俞	35. 支沟	35. 支沟
36. 胃俞	36. 胃俞	36. 风池	36. 风池
37. 肾俞	37. 肾俞	37. 肩井	37. 肩井
38. 大肠俞	38. 大肠俞	38. 环跳	38. 环跳
39. 次髎	39. 次髎	39. 阳陵泉	39. 阳陵泉
40. 委中	40. 委中	40. 悬钟	40. 悬钟
41. 秩边	41. 秩边	41. 行间	41. 行间
42. 承山	42. 承山	42. 太冲	42. 太冲
43. 昆仑	43. 昆仑	43. 期门	43. 期门
44. 申脉	44. 申脉	44. 命门	44. 命门
45. 至阴	45. 至阴	45. 大椎	45. 大椎
46. 涌泉	46. 涌泉	46. 百会	46. 百会
47. 太溪	47. 太溪	47. 水沟	47. 水沟
48. 照海	48. 照海	48. 中极	48. 中极
49. 内关	49. 内关	49. 关元	49. 关元
50. 大陵	50. 大陵	50. 气海	50. 气海
51. 中冲	51. 中冲	51. 神阙	51. 神阙
52. 外关	52. 外关	52. 中脘	52. 中脘
53. 支沟	53. 支沟	53. 膻中	53. 膻中
54. 翳风	54. 翳风	54. 夹脊	54. 夹脊

续表

中医 执业医师	中医 助理医师	中西医结合 执业医师	中西医结合 助理医师
55. 风池 56. 肩井 57. 环跳 58. 阳陵泉 59. 悬钟 60. 行间 61. 太冲 62. 期门 63. 腰阳关 64. 命门 65. 大椎 66. 百会 67. 神庭 68. 水沟 69. 印堂 70. 中极 71. 关元 72. 气海 73. 神阙 74. 中脘 75. 膻中 76. 四神聪 77. 太阳 78. 定喘 79. 夹脊 80. 十宣	55. 风池 56. 肩井 57. 环跳 58. 阳陵泉 59. 悬钟 60. 行间 61. 太冲 62. 期门 63. 腰阳关 64. 命门 65. 大椎 66. 百会 67. 神庭 68. 水沟 69. 印堂 70. 中极 71. 关元 72. 气海 73. 神阙 74. 中脘 75. 膻中 76. 四神聪 77. 太阳 78. 定喘 79. 夹脊 80. 十宣	55. 十宣	55. 十宣
(3)针灸技术的掌握与操作能力			
1. 毫针法 2. 艾灸法 3. 拔罐法 4. 其他针法 (1)三棱针法	1. 毫针法 2. 艾灸法 3. 拔罐法 4. 其他针法 (1)三棱针法	1. 毫针法 2. 艾灸法 3. 拔罐法 4. 其他针法 (1)三棱针法	1. 毫针法 2. 艾灸法 3. 拔罐法 4. 其他针法 (1)三棱针法

续表

中医 执业医师	中医 助理医师	中西医结合 执业医师	中西医结合 助理医师
(2)皮肤针法	(2)皮肤针叩刺	(2)皮肤针法	(2)皮肤针法
5. 针灸异常情况处理	5. 针灸异常情况处理	5. 针灸异常情况处理	5. 针灸异常情况处理
(1)晕针	(1)晕针	(1)晕针	(1)晕针
(2)滞针	(2)滞针	(2)滞针	(2)滞针
(3)弯针	(3)弯针	(3)弯针	(3)弯针
(4)断针	(4)断针	(4)断针	(4)断针
(5)血肿	(5)血肿	(5)血肿	(5)血肿
(6)皮肤灼伤及起泡	(6)皮肤灼伤及起泡	(6)皮肤灼伤及起泡	(6)皮肤灼伤及起泡
6. 常见急症的针灸治疗	6. 常见急症的针灸治疗	6. 常见急症的针灸治疗	6. 常见急症的针灸治疗
(1)偏头痛	(1)偏头痛	(1)偏头痛	(1)偏头痛
(2)落枕	(2)落枕	(2)落枕	(2)落枕
(3)中风	(3)中风	(3)中风	(3)中风
(4)哮喘	(4)呕吐	(4)哮喘	(4)哮喘
(5)呕吐	(5)痛经	(5)呕吐	(5)呕吐
(6)泄泻	(6)扭伤	(6)泄泻	(6)泄泻
(7)痛经	(7)牙痛	(7)痛经	(7)痛经
(8)扭伤	(8)晕厥	(8)扭伤	(8)扭伤
(9)牙痛	(9)虚脱	(9)牙痛	(9)牙痛
(10)晕厥	(10)抽搐	(10)晕厥	(10)晕厥
(11)虚脱		(11)虚脱	(11)虚脱
(12)高热		(12)高热	(12)高热
(13)抽搐		(13)抽搐	(13)抽搐
(14)内脏绞痛		(14)内脏绞痛	(14)内脏绞痛

(二)技能考试示例

针灸技能考试因可操作性强,故一般均在第二站的“中医基本操作”中考试。

(1)请演示夹持进针的操作。

(2)请演示指切进针的操作。

(3)请演示艾条温和灸的操作。

(4)请演示艾条雀啄灸的操作。

(5)请演示常用闪火拔罐方法。

(6)穴位定位(从大纲要求的穴位任选2~3个说明其定位、主治等):如指出内关、足三里的位置,并说出其主治作用。

二、综合笔试

考试内容、方式和分值

1. 考试内容　已经在中篇每个学习项目的学习要点中进行了讲解,这些都是综合笔试大纲要求的掌握内容,需加强学习理解和记忆。

2. 考试题型　医学综合笔试全部采用选择题形式。采用A型和B型题,共有A1、A2、A3、A4、B1五种题型。助理医师适当减少或不采用A3型题。医师资格考试总题量约为600题,助理医师资格考试总题量为300题。各考试题型示例如下。

(1)A1型题(单句型最佳选择题):三焦经在上肢的循行部位是(　　)

A. 外侧前缘

B. 内侧中线

C. 外侧后缘

D. 内侧前缘

E. 外侧中线

(2)A2型题(病例摘要型最佳选择题):患者,男,48岁。腰痛,起病缓慢,隐隐作痛,绵绵不已,腰腿酸软乏力,腰冷,脉细。治疗除取主穴外,还应加:(　　)

A. 风府、大杼、阳陵泉

B. 命门、志室、太溪

C. 人中、风府、足三里

D. 风府、三阴交、太冲

E. 风府、足三里

(3)A3型题(病例组型最佳选择题)(略)

(4)A4型题(病例串型最佳选择题)(略)

(5)B1型题(标准配伍题):

A. 太渊

B. 合谷

C. 后溪

D. 内关

E. 阳池

B1题例1. 既是络穴,又是八脉交会穴的腧穴是:(　　)

B1题例2. 既是原穴,又是八会穴的腧穴是:(　　)

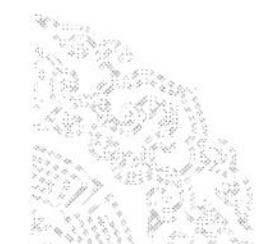

第三单元

考题练习

一、中医执业医师考题练习

（一）中医执业医师资格考试针灸学练习题一

20101. 三焦经在上肢的循行部位是( )

A. 外侧前缘
B. 内侧中线
C. 外侧后缘
D. 内侧前缘
E. 外侧中线

20102. 按十二经脉的流注次序，肝经向下流注的经脉是( )

A. 膀胱经
B. 胆经
C. 三焦经
D. 心经
E. 肺经

A. 督脉
B. 任脉
C. 冲脉
D. 带脉
E. 阴维脉

20103. 被称为“十二经脉之海”的是( )

20104. 与女子妊娠密切相关的经脉是( )

20105. 阳脉之海指的是( )

A. 阳跷脉
B. 阳维脉
C. 带脉
D. 督脉
E. 冲脉

20106. 外邪由皮毛传入脏腑的途径，依次是( )

A. 络脉→孙脉→经脉
B. 孙脉→经脉→络脉
C. 经脉→孙脉→络脉
D. 络脉→经脉→孙脉
E. 孙脉→络脉→经脉

20107. 下列腧穴在五行配属中，属火的是( )

A. 少府
B. 大陵
C. 后溪
D. 曲泉
E. 经渠

20108. 在五输穴中，荥穴主要治疗

(　　)

A. 心下满

B. 身热

C. 体重节痛

D. 喘咳寒热

E. 逆气而泄

20109. 心包经的原穴是(　　)

A. 神门

B. 间使

C. 大陵

D. 内关

E. 太渊

20110. 心经的络穴是(　　)

A. 少府

B. 神门

C. 阴郄

D. 灵道

E. 通里

A. 五脏六腑病证

B. 表里经脉病证

C. 五脏病证

D. 六腑病证

E. 急性病证

20111. 络穴主要治疗(　　)

20112. 原穴主要治疗(　　)

A. 足三里

B. 阳陵泉

C. 悬钟

D. 足临泣

E. 公孙

20113. 八会穴中的筋会穴是(　　)

20114. 膀胱经的郄穴是:(　　)

A. 中都

B. 外丘

C. 梁丘

D. 地机

E. 金门

A. 地机

B. 养老

C. 外丘

D. 郄门

E. 梁丘

20115. 手太阳小肠经的郄穴是(　　)

20116. 足阳明胃经的郄穴是(　　)

20117. 下合穴中可治疗肠痈、痢疾的是(　　)

A. 足三里

B. 上巨虚

C. 下巨虚

D. 委中

E. 阳陵泉

20118. 在八脉交会中,与后溪相通的奇经是(　　)

A. 任脉

B. 督脉

C. 阳维脉

D. 阳跷脉

E. 冲脉

20119. 骨度分寸规定,髀枢至膝中的距离是(　　)

A. 13 寸

B. 14 寸

C. 16 寸

D. 18 寸

E. 19 寸

20120. 沿腹中线旁开 5 分,胸中线旁开 2 寸,到达锁骨下缘的经脉是(　　)

A. 足阳明胃经

B. 手太阴肺经

C. 足少阴肾经

D. 足太阴脾经

E. 足厥阴肝经

20121. 腕横纹尺侧端,尺侧腕屈肌腱桡侧凹陷中的腧穴是(　　)

A. 神门

B. 大陵

C. 列缺

D. 太渊

E. 内关

20122. 治疗胎位不正最常用的腧穴是(　　)

A. 合谷

B. 至阴

C. 三阴交

D. 太冲

E. 足三里

20123. 联系舌根,分散于舌下的经脉是(　　)

A. 足厥阴肝经

B. 足少阴肾经

C. 足太阴脾经

D. 足阳明胃经

E. 足少阳胆经

20124. 下列腧穴中,归经错误的是(　　)

A. 合谷—大肠经

B. 太溪—肝经

C. 列缺—肺经

D. 阳陵泉—胆经

E. 阴陵泉—脾经

A. 血海

B. 少海

C. 小海

D. 照海

E. 气海

20125. 属足少阴肾经的腧穴是(　　)

20126. 属足太阴脾经的腧穴是(　　)

A. 足太阳膀胱经

B. 足阳明胃经

C. 足少阳胆经

D. 手少阳三焦经

E. 手太阳小肠经

20127. 从耳后,入耳中……至目外眦之下的经脉是(　　)

20128. 至目外眦,转入耳中的经脉是(　　)

20129. 百会穴在头正中线上,其具体位置在(　　)

A. 入前发际 7 寸

B. 入前发际 5 寸

C. 入后发际 6 寸

D. 头顶旋毛中

E. 两耳连线上

20130. 四缝穴的位置在(　　)
A. 手 1~5 指间,指蹼缘后方赤白肉际处
B. 手 1~4 指掌侧,指骨关节横纹中点处
C. 手 2~5 指掌侧,近端指骨关节横纹中点处
D. 手 1~4 指掌侧,近端指骨关节横纹中点处
E. 手 2~5 指掌侧,掌指关节横纹中点处

20131. 治疗昏迷,癫痫,高热,咽喉肿痛,应首选(　　)
A. 四缝
B. 十宣
C. 八邪
D. 合谷
E. 曲池

20132. 针刺浅薄部位腧穴,应用(　　)
A. 指切进针法
B. 夹持进针法
C. 提捏进针法
D. 舒张进针法
E. 套管进针法

20133. 下列哪组属行针辅助手法(　　)
A. 提插法,捻转法,震颤法
B. 提插法,捻转法,弹针法
C. 震颤法,弹针法,刮柄法
D. 提插法,捻转法,刮柄法
E. 提插法,刮柄法,震颤法

20134. 提插补泻法中,补法的操作手法是(　　)
A. 轻插重提,幅度小,频率快
B. 轻插重提,幅度小,频率慢
C. 重插轻提,幅度大,频率快
D. 重插轻提,幅度小,频率快
E. 重插轻提,幅度小,频率慢

20135. 隔姜灸可用于治疗(　　)
A. 寒性呕吐腹痛
B. 哮喘
C. 瘰疬
D. 疮疡
E. 小儿脐风

20136. 下列病症,不宜用三棱针治疗的是(　　)
A. 高热惊厥
B. 中风脱证
C. 中暑昏迷
D. 急性腰扭伤
E. 喉蛾

20137. 治疗咳嗽肝火烁肺证,应首选(　　)
A. 肝俞、鱼际、侠溪、阴陵泉
B. 肺俞、尺泽、阳陵泉、太渊
C. 中府、丰隆、肺俞、太渊
D. 列缺、合谷、行间、章门
E. 肝俞、肺俞、太渊、章门

20138. 患者,男,68 岁。家属代诉:患者于今日下午外出散步,突然昏仆,不省人事,半身不遂,目合口张,鼻鼾息微,遗尿,汗

出,四肢厥冷,脉细弱。治疗应首选( )

A. 督脉经穴,灸法

B. 任脉经穴,灸法

C. 背俞穴,灸法

D. 足阳明经穴,灸法

E. 足厥阴经穴,针刺用泻法

20139. 患者,女,43岁。眩晕2个月,加重1周,昏眩欲仆,神疲乏力,面色皖白,时有心悸,夜寐欠安,舌淡,脉细。治疗应首选( )

A. 风池、肝俞、肾俞、行间、侠溪

B. 丰隆、中脘、内关、解溪、头维

C. 百会、上星、风池、丰隆、合谷

D. 脾俞、上星、风池、丰隆、合谷

E. 百会、太阳、印堂、合谷

20140. 患者,男,22岁。头痛,以后头部为主,阵阵发作,痛如锥刺,时有胀痛,每当受风或劳累时疼痛加重,舌苔薄,脉弦。治疗应首选( )

A. 后顶、天柱、昆仑、阿是穴

B. 百会、通天、行间、陈是穴

C. 上星、头维、合谷、阿是穴

D. 通天、头维、太冲、阿是穴

E. 头临泣、目窗、前顶、阿是穴

20141. 患者,女,59岁。两膝关节红肿热痛,尤以右膝部为重,痛不可触,关节活动不利,并见身热,口渴,舌苔黄燥,脉滑数。治疗除选用犊鼻、梁丘、阳陵泉、膝阳关外,还应加( )

A. 大椎、曲池

B. 肾俞、关元

C. 脾俞、气海

D. 脾俞、胃俞

E. 肾俞、合谷

20142. 患者,男,48岁。腰痛,起病缓慢,隐隐作痛,绵绵不已,腰腿酸软乏力,腰冷,脉细。治疗除取主穴外,还应加( )

A. 风府、大杼、阳陵泉

B. 命门、志室、太溪

C. 人中、风府、足三里

D. 风府、三阴交、太冲

E. 风府、足三里

20143. 患者,男,47岁。下肢弛缓无力1年余,肌肉明显萎缩,功能严重受限,并感麻木,发凉,腰酸,头晕,舌红少苔,脉细数。治疗应首选( )

A. 阳明经穴

B. 太阳经穴

C. 督脉经穴

D. 少阳经穴

E. 厥阴经穴

20144. 患者,女,45岁。失眠2年,经常多梦少寐,入睡迟,易惊醒,

平常遇事惊慌，多疑善感，气短头晕，舌淡，脉弦细。治疗除取主穴外，还应加（　　）

A. 心俞、厥阴俞、脾俞
B. 心俞、肾俞、太溪、足三里
C. 心俞、胆俞、大陵、丘墟
D. 肝俞、间使、太冲
E. 脾俞、胃俞、足三里

20145. 患者，女，53 岁。咳嗽月余，加重 1 周，咳引胸胁疼痛，痰少而稠，面赤咽干，舌苔黄少津，脉弦数。治疗应首选（　　）

A. 足阳明、手阳明经穴
B. 手太阴、手阳明经穴
C. 手阳明、足厥阴经穴
D. 足厥阴、手太阴经穴
E. 手太阴、足太阴经穴

20146. 患者，女，40 岁。呕吐清水，胃部不适，食久乃吐，喜热畏寒，身倦，便溏，小便可，舌苔白，脉迟。治疗除取主穴外，还应加（　　）

A. 上脘、胃俞
B. 肝俞、太冲
C. 肾俞、太溪
D. 胆俞、丘墟
E. 次髎、血海

20147. 患者，男，42 岁。胃脘胀痛，攻痛连胁，嗳气频作，并呕逆酸苦，二便如常，舌苔薄白，脉沉弦。治疗应首选（　　）

A. 足阳明、足厥阴经穴
B. 足阳明经穴
C. 手、足少阳经穴
D. 任脉、足太阴经穴
E. 足太阳、督脉经穴

20148. 患者，男，30 岁。两天前因食不洁水果，出现腹痛腹泻，下痢赤白，里急后重，肛门灼热，心烦口渴，小便短赤，舌苔黄腻，脉滑数。治疗除取主穴外，还应加（　　）

A. 中脘、气海
B. 中脘、内关
C. 行间、足三里
D. 曲池、内庭
E. 脾俞、肾俞

20149. 患者，男，22 岁。发热恶寒，寒重热轻，头痛身痛，鼻塞流涕，咳嗽，咳痰清稀，舌苔薄白，脉浮紧。治疗应首选（　　）

A. 手太阴、手阳明、足太阳经穴
B. 手少阴、手太阳、手太阴经穴
C. 手太阴、足太阳、手少阳经穴
D. 手太阴、手少阳、足少阳经穴
E. 手阳明、足阳明、手太阴经穴

20150. 患者，女，23 岁。痛经 9 年，经行不畅，小腹胀痛，拒按，经色紫红，夹有血块，血块下后痛

即缓解，脉沉涩。治疗应首选（ ）

A. 足三里、太冲、三阴交
B. 中极、次髎、地机
C. 合谷、三阴交
D. 曲池、内庭
E. 合谷、归来

20151. 患儿，男，3岁。面色萎黄，形体消瘦，时有口干腹胀，不思饮食，烦躁啼哭，毛发稀疏，大便如米泔，舌苔黄腻，脉细。治疗应首选（ ）

A. 下脘、足三里、四缝、商丘
B. 上脘、三阴交、太冲、解溪
C. 下脘、中脘、上脘、内庭
D. 下脘、上脘、四缝、足三里
E. 中脘、合谷、曲池、四缝

20152. 患者，男，36岁。右下腹疼痛1天。患者1天前无明显诱因出现脐周疼痛，继而转移至右下腹，以手按之，其痛加剧，痛处固定不移，伴有发热，恶心，舌苔黄薄而腻，脉弦数。治疗应首选（ ）

A. 足三里、阑尾、曲池、天枢
B. 合谷、委中、天枢、太冲
C. 梁门、幽门、上巨虚、足三里
D. 合谷、三阴交、太冲、内庭
E. 上巨虚、阴陵泉、内关、合谷

20153. 治疗肾虚型牙痛，除取主穴外，还应加（ ）

A. 外关、风池
B. 太溪、行间
C. 太溪、外关
D. 太冲、曲池
E. 太冲、阳溪

20154. 患者，男，43岁。两耳轰鸣，按之不减，听力减退，兼见烦躁易怒，咽干，便秘，脉弦。治疗应首选（ ）

A. 手、足太阴经穴
B. 手、足少阴经穴
C. 手、足少阳经穴
D. 手阳明经穴
E. 足太阳经穴

20155. 患者，女，31岁。右侧牙痛3天，龈肿，痛剧，伴口臭，口渴，大便3日未行，舌苔黄，脉洪。治疗除取颊车、下关穴外，还应加（ ）

A. 外关、风池
B. 太溪、行间
C. 中渚、养老
D. 合谷、内庭
E. 太冲、曲池

20156. 患者，女，50岁。家属代诉：刚才与人争吵，突然昏倒，不省人事。见面色苍白，汗出，四肢逆冷，脉细缓。治疗应首选（ ）

A. 百会、神庭、印堂、太阳
B. 百会、囟会、人中、承浆
C. 通天、四神聪、神门、液门
D. 人中、合谷、足三里、中冲

E. 三阴交、合谷、神门、大陵

A. 太渊
B. 合谷
C. 后溪
D. 内关
E. 阳池

20157. 既是络穴，又是八脉交会穴的腧穴是（　　）

20158. 既是原穴，又是八会穴的腧穴是（　　）

20159. 患者，女，38 岁。近 3 个月月经提前 1 周以上，月经量多，色红，质稠，两颧潮红，手心烦热，舌红少苔，脉细数。治疗宜首选的穴位是（　　）

A. 关元、曲池、三阴交
B. 关元、血海、三阴交
C. 三阴交、血海、行间
D. 三阴交、行间、地机
E. 关元、气海、太溪

20160. 左侧肢体瘫痪宜选用标准头穴线（　　）

A. 右侧顶颞前斜线及顶颞后斜线
B. 左侧顶颞前斜线及顶颞后斜线
C. 右侧顶颞前斜线和顶旁 2 线
D. 左侧顶颞后斜线和顶旁 1 线
E. 右侧顶颞后斜线和顶旁 2 线

20161. 脾在耳穴中位于（　　）

A. 耳舟
B. 对耳轮上下脚
C. 对耳轮
D. 耳甲腔
E. 耳甲艇

参考答案

20101:E，20102:E，20103:B，20104:C，20105:D，20106:E，20107:A，20108:B，20109:C，20110:E，20111:B，20112:A，20113:B，20114:E，20115:B，20116:E，20117:B，20118:B，20119:E，20120:B，20121:A，20122:B，20123:B，20124:B，20125:D，20126:A，20127:D，20128:C，20129:B，20130:C，20131:B，20132:C，20133:C，20134:E，20135:A，20136:B，20137:B，20138:D，20139:D，20140:A，20141:A，20142:B，20143:A，20144:C，20145:D，20146:A，20147:A，20148:D，20149:A，20150:A，20151:A，20152:A，20153:B，20154:C，20155:A，20156:D，20157:D，20158:A，20159:B，20160:A，20161:E

（二）中医执业医师资格考试针灸学练习题二

20201. 三焦经在上肢的循行部位是（　　）

A. 外侧前缘
B. 内侧中线

C. 外侧后缘
D. 内侧前缘
E. 外侧中线

20202. 按十二经脉的流注次序,肝经向下流注的经脉是(　　)
A. 膀胱经
B. 胆经
C. 三焦经
D. 心经
E. 肺经

20203. 最早制作针灸铜人模型的医家是(　　)
A. 皇甫谧
B. 孙思邈
C. 王惟一
D. 杨继洲
E. 李学川

20204. 地机穴位于(　　)
A. 胫骨内侧面后缘,内踝尖上5寸
B. 胫骨内侧髁下方凹陷处
C. 胫骨内侧面中央,内踝尖上5寸
D. 胫骨内侧面中央,内踝尖上7寸
E. 内踝尖与阴陵泉穴的连线上,阴陵泉下3寸

20205. 治疗丹毒首选的拔罐法是(　　)
A. 留罐法
B. 走罐法
C. 留针拔罐法
D. 刺血拔罐法
E. 闪罐法

20206. 治疗遗尿伴夜梦多,除主穴外,应加(　　)
A. 肾俞、内关
B. 肾俞、肺俞
C. 肺俞,足三里
D. 百会、神门
E. 脾俞、内关

20207. 下列经脉循行除哪项外,都经过心(　　)
A. 手厥阴经
B. 手少阴经
C. 手太阳经
D. 手阳明经
E. 足少阴经

20208. 耳穴“脾”位于(　　)
A. 耳舟
B. 耳轮
C. 耳甲
D. 耳垂
E. 三角窝

20209. 治疗疳积,应首选(　　)
A. 印堂
B. 二白
C. 太阳
D. 四缝
E. 八风

20210. 下列穴位与关元相平的是(　　)

A. 归来
B. 大赫
C. 大横
D. 外陵
E. 水道

20211. 治疗行痹，在取主穴的基础上，应加(　　)
A. 膈俞、血海
B. 肾俞、关元
C. 阴陵泉、足三里
D. 大椎、曲池
E. 合谷、内关

20212. 下列属于原络配穴法的是(　　)
A. 合谷、偏历
B. 太溪、大钟
C. 太渊、列缺
D. 合谷、列缺
E. 冲阳、丰隆

20213. 雀啄灸属于(　　)
A. 天灸
B. 艾炷灸
C. 温针灸
D. 温灸器灸
E. 艾条灸

20214. 腕横纹中央，掌长肌腱与桡侧腕屈肌腱之间的穴位是(　　)
A. 阳溪
B. 太渊
C. 大陵
D. 神门
E. 腕骨

20215. 足临泣是八脉交会穴中(　　)
A. 通任脉的穴位
B. 通督脉的穴位
C. 通冲脉的穴位
D. 通带脉的穴位
E. 通阳维脉的穴位

20216. 治疗癃闭、遗尿的穴位是(　　)
A. 太冲
B. 大陵
C. 神门
D. 内关
E. 阴郄

20217. 耻骨联合上缘至股骨内上髁上缘的骨度分寸是(　　)
A. 18 寸
B. 19 寸
C. 20 寸
D. 21 寸
E. 22 寸

20218. 中风左侧肢体瘫痪的患者应取(　　)
A. 左侧顶颞前斜线和顶颞后斜线
B. 右侧顶颞前斜线和顶颞后斜线
C. 右侧顶颞后斜线
D. 左侧顶颞后斜线
E. 左侧颞后线

20219. 太乙针灸属于(　　)
A. 艾条灸

B. 艾炷灸
C. 温针灸
D. 温灸器灸
E. 药物灸

20220. 面瘫的恢复期，应加用(　　)
A. 膏肓俞
B. 命门
C. 气海
D. 关元
E. 足三里

20221. 下列哪项不属足太阴经的主治范围(　　)
A. 妇科病
B. 口舌病
C. 前阴病
D. 肾脏病
E. 脾胃病

20222. 五输穴中所行为(　　)
A. 井
B. 荥
C. 输
D. 经
E. 合

20223. 治疗痛经，在下列穴位中应首选(　　)
A. 漏谷
B. 阳陵泉
C. 冲门
D. 地机
E. 公孙

20224. 膀胱经的合穴是(　　)
A. 上巨虚
B. 下巨虚
C. 足三里
D. 委阳
E. 委中

20225. 下列哪项不是足厥阴肝经的循行(　　)
A. 起于大趾丛毛之际
B. 上循足跗上廉，去内踝一寸
C. 循喉咙之后，上入颃颡
D. 循股阴，入毛中，环阴器
E. 上腘内廉，上股内后廉

20226. 翳风穴位于(　　)
A. 胸锁乳突肌后缘，平下颌角处
B. 乳突前下方与下颌角之间的凹陷中
C. 乳突后下方凹陷中
D. 胸锁乳突肌与斜方肌上端之间的凹陷中
E. 后发际正中直上 0.5 寸，旁开 1.3 寸，当斜方肌外缘凹陷中

20227. 按照五行生克关系，治疗胆经实证应首选(　　)
A. 足临泣
B. 足窍阴
C. 丘墟
D. 侠溪
E. 阳辅

20228. 乳头直下,第7肋间隙的穴位是(　　)
A. 章门
B. 期门
C. 带脉
D. 京门
E. 日月

20229. 化脓灸属于(　　)
A. 直接灸
B. 间接灸
C. 温和灸
D. 回旋灸
E. 实按灸

20230. 治疗乳汁不足的腧穴是(　　)
A. 中冲
B. 隐白
C. 少泽
D. 少冲
E. 大敦

20231. 起于足跟内侧的经脉是(　　)
A. 阳跷脉
B. 阴跷脉
C. 阴维脉
D. 阳维脉
E. 冲脉

20232. 用俞募配穴法治疗胃病,应选下列哪组穴位(　　)
A. 脾俞、胃俞
B. 胃俞、太白
C. 胃俞、足三里
D. 脾俞、中脘
E. 胃俞、中脘

20233. 患者,男,48岁。头胀痛近2年,时作时止,伴目眩易怒,面赤口苦,舌红苔黄,脉弦数。治疗除取主穴外,还应选用的穴位是(　　)
A. 头维、内庭、三阴交
B. 血海、风池、足三里
C. 风池、列缺、太阳
D. 太溪、侠溪、太冲
E. 丰隆、太阳、风门

20234. 患者,男,50岁。腰部疼痛10余年,有劳伤史,久坐加重,病处固定不移。治疗除取主穴外,还应选用的穴位是(　　)
A. 膏肓
B. 膈俞
C. 志室
D. 腰阳关
E. 环跳

20235. 患者,男,62岁。外出散步时,突然昏仆,不省人事,伴口噤不开,牙关紧闭,肢体强痉,治疗应首选(　　)
A. 督脉、任脉经穴
B. 督脉、足太阳经穴
C. 督脉、手厥阴经穴
D. 任脉、手厥阴经穴
E. 任脉、足太阳经穴

20236. 患者,女,21岁。食鱼虾后皮肤出现片状风团,瘙痒异常。

治疗取神阙穴,所用的方法是( )

A. 针刺
B. 隔盐灸
C. 拔罐
D. 隔姜灸
E. 艾条灸

20237. 患者,女,41 岁。精神抑郁善忧,情绪不宁,伴胸胁胀满,脘闷嗳气,不思饮食,大便不调,脉弦。治疗除取主穴外,还应选用的穴位是( )

A. 曲泉、膻中、期门
B. 行间、侠溪、外关
C. 通里、心俞、三阴交、太溪
D. 太溪、三阴交、肝俞、肾俞
E. 心俞、脾俞、足三里、三阴交

20238. 患者,女,35 岁。胃脘部隐痛,痛处喜按,空腹痛甚,纳后痛减,伴胃脘灼热,似饥而不欲食,咽干口燥,大便干结,舌红少津,脉弦细。治疗应首选( )

A. 内关、天枢、中脘、膈俞
B. 内关、足三里、中脘、胃俞
C. 内关、天枢、中脘、太冲
D. 内关、足三里、中脘、下脘、梁门
E. 足三里、中脘、内关、三阴交、内庭

20239. 患者,男,45 岁。大便秘结不通,排便艰难,伴腹胀痛,身热,口干口臭,喜冷饮,舌红,苔黄,脉滑数。治疗除取主穴外,还应选用的穴位是( )

A. 足三里、三阴交
B. 中脘、太冲
C. 神阙、关元
D. 合谷、内庭
E. 气海、脾俞

20240. 患者,男,45 岁。关节肌肉疼痛,屈伸不利,疼痛较剧,痛有定处,遇寒痛增,得热痛减,局部皮色不红,触之不热,舌苔薄白,脉弦紧。治疗除选用阿是穴、局部经穴外,还应选用的穴位是( )

A. 肾俞、关元
B. 阴陵泉、足三里
C. 大椎、曲池
D. 膈俞、关元
E. 膈俞、血海

20241. 患者,女,22 岁。月经不调,常提前 7 天以上,甚至 10 余日一行。治疗应首选( )

A. 足三里、脾俞、太冲
B. 命门、三阴交、足三里
C. 关元、三阴交、血海
D. 气海、三阴交、归来
E. 关元、三阴交、肝俞

20242. 患者,女,45 岁。2 天前感觉胁肋部皮肤灼热疼痛,皮色发红,继则出现簇集性粟粒状大小丘状疱疹,呈带状排列,兼

见口苦，心烦，易怒，脉弦数。治疗除取主穴外，还应选用的穴位是(　　)

A. 大椎、曲池、合谷

B. 行间、大敦、阳陵泉

C. 血海、隐白、内庭

D. 足三里、阴陵泉、阳陵泉

E. 内庭、曲池、太白

20243. 患者，男，24 岁。颈项强痛，活动受限，头向患侧倾斜，项背牵拉痛，颈项部压痛明显，兼见恶风畏寒。治疗除取主穴外，还应选用的穴位是(　　)

A. 内关、外关

B. 肩井、后溪

C. 风池、合谷

D. 血海、阴陵泉

E. 肾俞、关元

20244. 患者，男，32 岁。恶寒发热 2 天，伴咽喉肿痛，口渴，舌苔薄黄。治疗除取主穴外，还应选用的穴位是(　　)

A. 风门、肺俞

B. 外关、身柱

C. 曲池、中府

D. 阴陵泉、委中、中冲

E. 曲池、尺泽、鱼际

20245. 患者，男，20 岁。昨日起大便泄泻，发病势急，一日 5 次，小便减少。治疗应首选(　　)

A. 上巨虚、太溪、肾俞、命门

B. 足三里、公孙、脾俞、太白

C. 关元、天枢、足三里、冲阳

D. 天枢、上巨虚、阴陵泉、水分

E. 内庭、上巨虚、神阙、中脘

20246. 患者，男，66 岁。小便滴沥不爽，排出无力，甚则点滴不通，精神疲惫，兼见面色㿠白，腰膝酸软，畏寒乏力，舌质淡，脉沉细而弱。治疗除取主穴外，还应选用的是(　　)

A. 太溪、复溜

B. 曲骨、委阳

C. 太冲、大敦

D. 中极、膀胱俞

E. 血海、三阴交

20247. 患儿，男，7 岁。睡中遗尿，白天小便频而量少，劳累后遗尿加重，面白气短，食欲不振，大便易溏，舌淡苔白，脉细无力。治疗除取主穴外，还应选用的是(　　)

A. 神门、阴陵泉、胃俞

B. 气海、肺俞、足三里

C. 次髎、水道、三阴交

D. 百会、神门、内关

E. 关元俞、肾俞、关元

20248. 患者，女，64 岁。耳中如蝉鸣 4 年，时作时止，劳累则加剧，按之鸣声减弱。治疗应首选(　　)

A. 太阳、听会、角孙

B. 丘墟、足窍阴、外关

C. 太阳、听会、合谷
D. 听会、侠溪、中渚
E. 太溪、照海、听宫

20249. 患者，女，32 岁。行经后小腹部绵绵作痛，喜按，月经色淡，量少。治疗应首选(　　)
A. 三阴交、中极、次髎
B. 足三里、太冲、中极
C. 丰隆、天枢、气穴
D. 阴陵泉、中极、阳陵泉
E. 三阴交、足三里、气海

20250. 患者，男，31 岁。目赤肿痛，羞明，流泪，伴头痛发热，脉浮数。治疗除取主穴外，还应选用的是(　　)
A. 太渊、风池
B. 上星、少商
C. 行间、侠溪
D. 太溪、鱼腰
E. 外关、四白

A. 头后部
B. 前额部
C. 眉棱骨
D. 巅顶部
E. 头之两侧

20251. 太阳头痛的部位在(　　)
20252. 厥阴头痛的部位在(　　)

A. 0.5 寸
B. 1.5 寸
C. 2 寸
D. 4 寸
E. 6 寸

20253. 足太阴脾经在胸部的循行为旁开前正中线(　　)
20254. 足少阴肾经在胸部的循行为旁开前正中线(　　)

A. 当翳风与风池穴连线的中点
B. 乳突前下方与下颌角之间的凹陷中
C. 胸锁乳突肌与斜方肌上端之间的凹陷中
D. 后发际正中直上 0.5 寸，旁开 1.3 寸，当斜方肌外缘凹陷中
E. 耳后，乳突后下凹陷处

20255. 安眠穴位于(　　)
20256. 天柱穴位于(　　)

A. 大杼
B. 绝骨
C. 太渊
D. 膈俞
E. 膻中

20257. 骨会是(　　)
20258. 脉会是(　　)

A. 上脘、中脘、下脘
B. 上脘、天枢、阴陵泉
C. 内关、阳陵泉、上脘
D. 内关、足三里、中脘
E. 上巨虚、内关、下脘

20259. 胃痛的主穴为(　　)
20260. 呕吐的主穴为(　　)

A. 十二经脉

B. 十五络脉
C. 十二经别
D. 十二经筋
E. 十二皮部

20261. 经络系统中,具有维持人体正常运动功能的是(　　)

20262. 经络系统中,从十二正经中离入出合的是(　　)

A. 灯草灸
B. 隔姜灸
C. 隔蒜灸
D. 隔盐灸
E. 隔泥灸

20263. 治疗阳气暴脱,可于神阙穴施(　　)

20264. 治疗风寒痹痛常用(　　)

参考答案

20201:E, 20202:E, 20203:C, 20204:E, 20205:D, 20206:D, 20207:D, 20208:C, 20209:D, 20210:E, 20211:A, 20212:D, 20213:E, 20214:C, 20215:D, 20216:A, 20217:A, 20218:B, 20219:A, 20220:C, 20221:D, 20222:D, 20223:D, 20224:E, 20225:E, 20226:B, 20227:E, 20228:E, 20229:A, 20230:C, 20231:B, 20232:E, 20233:D, 20234:B, 20235:C, 20236:B, 20237:A, 20238:E, 20239:D, 20240:B, 20241:C, 20242:B, 20243:C, 20244:E, 20245:D, 20246:A, 20247:B, 20248:E, 20249:E, 20250:B, 20251:A, 20252:D, 20253:E, 20254:C, 20255:A, 20256:D, 20257:A, 20258:C, 20259:E, 20260:E, 20261:D, 20262:C, 20263:D, 20264:B

二、中医执业助理医师(中西医结合执业医师)考题练习

(一)中医执业助理医师(中西医结合执业医师)针灸学练习题一

21101. 同名手足阳经交接的部位是(　　)
A. 头面部
B. 肩颈部
C. 四肢部
D. 颈项部
E. 肩胛部

21102. 所谓得气,体现的经络功能是(　　)
A. 沟通经络作用
B. 运输渗灌作用
C. 感应传导作用
D. 调节平衡作用
E. 运行气血作用

21103. 肩髃穴归属的经脉是(　　)
A. 手阳明大肠经
B. 手太阴肺经
C. 手太阳小肠经
D. 手少阳三焦经
E. 手厥阴心包经

21104. 脐下 4 寸,前正中线旁开 2 寸是(　　)

A. 水道
B. 归来
C. 梁门
D. 天枢
E. 大横

21105. 手太阳小肠经的郄穴是(　　)
A. 会宗
B. 梁丘
C. 养老
D. 阳交
E. 金门

21106. 既能治疗肠胃病,又能治疗妇科病的腧穴是(　　)
A. 归来
B. 足三里
C. 丰隆
D. 天枢
E. 内庭

21107. 听宫穴的定位是(　　)
A. 在面部,耳屏上切迹与下颌骨髁突之间的凹陷中
B. 在面部,耳屏间切迹与下颌骨髁突之间的凹陷中
C. 在面部,耳屏正中与下颌切迹之间的凹陷中
D. 在面部,颧弓下缘中央与下颌切迹之间的凹陷中
E. 在面部,下颌角前上方一横指,按之凹陷

21108. 治疗目赤肿痛,除睛明、风池、太阳外,还应选取的主穴是(　　)
A. 少商、外关
B. 合谷、太冲
C. 行间、侠溪
D. 内庭、足临泣
E. 关冲、商阳

21109. 具有温胃止呕,散寒止痛作用的灸法是(　　)
A. 隔姜灸
B. 隔蒜灸
C. 隔盐灸
D. 隔附子灸
E. 无瘢痕灸

21110. 下列各项中,属本经配穴法的是(　　)
A. 太阳头痛取后溪、昆仑
B. 失眠取神门、太溪
C. 牙痛取颊车、内庭
D. 感冒咽痛取曲池、少商
E. 肝病取太冲、阳陵泉

21111. 治疗厥阴头痛,应选取的配穴是(　　)
A. 印堂、攒竹、合谷
B. 率谷、外关、足临泣
C. 天柱、后溪、中脉
D. 太冲、内关、四神聪
E. 血海、膈俞、内关

21112. 中风中经络出现语言謇涩,治疗除主穴外,还应选取的配穴是(　　)
A. 金津、玉液

B. 合谷、太冲
C. 悬钟、太冲
D. 合谷、颊车
E. 通里、哑门

21113. 哮喘实证,治疗除肺俞、中府、定喘外。还应选取的主穴是(　　)
A. 列缺、尺泽
B. 风门、合谷
C. 丰隆、曲池
D. 天突、外关
E. 曲池、大椎

21114. 治疗呕吐热邪内蕴者,宜点刺出血的是(　　)
A. 金津、玉液
B. 中脘、关元
C. 厉兑、内庭
D. 公孙、合谷
E. 厉兑、商阳

21115. 治疗瘾疹可采用拔罐法,常用的腧穴是(　　)
A. 血海
B. 膈俞
C. 神阙
D. 风门
E. 大椎

21116. 治疗血热型崩漏,除了选用关元、隐白穴外,还应该选取的穴位是(　　)
A. 肾俞、血海、膈俞
B. 然谷、地机、太冲
C. 中极、血海、三阴交
D. 血海、胃俞、脾俞
E. 气海、肾俞、三阴交

21117. 可治疗小儿惊风的腧穴是(　　)
A. 悬钟
B. 风疹
C. 阳陵泉
D. 环跳
E. 足临泣

21118. 患者头晕目眩,伴颧红目赤,目胀耳鸣,烦躁易怒,口苦,善太息,舌红苔白,脉弦数。治疗除了督脉穴位外,还应该选取的经穴是(　　)
A. 足少阴、足少阳经穴
B. 足太阴、足阳明经穴
C. 足厥阴、足太阴经穴
D. 足厥阴、足少阳经穴
E. 足太阴、足太阴经穴

21119. 患者月经周期提前 10 余天,月经量少色淡,伴神疲气短,舌淡,脉细弱。治疗除主穴外,还应选取的配穴是(　　)
A. 脾俞、足三里
B. 肾俞、太溪
C. 气海、肾俞
D. 肾俞、命门
E. 太冲、期门

21120. 患者腰痛隐隐,酸多痛少,绵绵不已,腰腿酸软无力,劳则

更甚，反复发作，舌淡红，脉细。治疗除主穴外，还应选取的配穴是(　　)
A. 后溪、申脉
B. 肾俞、太溪
C. 肾俞、腰阳关
D. 命门、腰阳关
E. 太溪、申脉

21121. 患者因恼怒而突发昏仆，不省人事，呼吸急促，牙关紧闭，舌淡，苔薄白，脉沉弦。治疗除主穴外，还应该选择的穴位是(　　)
A. 合谷、太冲
B. 气海、关元
C. 印堂、合谷
D. 足三里、照海
E. 太溪、照海

21122. 患者因受寒而致颈项疼痛、重着，以项背部疼痛为主，有明显压痛，低头加重，伴恶寒，头痛，舌淡红，苔薄白，脉弦紧。治疗除主穴外，还应选取的配穴是(　　)
A. 申脉、外关
B. 肩髃、天宗
C. 内关、肩井
D. 风池、合谷
E. 大椎、束骨

21123. 患者恶寒重，发热轻，无汗，鼻塞流涕，喷嚏不断，咳嗽白痰，舌淡红，苔薄白，脉浮紧。治疗除主穴外，还应选取的配穴是(　　)
A. 脾俞、足三里
B. 委中、曲泽
C. 阴陵泉、外关
D. 曲池、尺泽
E. 风门、肺俞

21124. 患者咽干微肿，疼痛以午后、入夜尤甚，伴手足心热，舌红，少苔，脉细数。治疗应选取的主穴是(　　)
A. 风池、外关、内庭、鱼际
B. 少商、合谷、尺泽、天冲
C. 太溪、照海、列缺、鱼际
D. 少商、商阳、照海、列缺
E. 商阳、关冲、照海、太溪

21125. 患者大便干结，腹胀腹痛，口干口臭，舌红，苔黄燥，脉滑实。治疗首选的主穴是(　　)
A. 天枢、大肠俞、上巨虚、支沟
B. 合谷、曲池、天枢、公孙
C. 太冲、足三里、中脘、支沟
D. 神阙、关元、足三里、中脘
E. 公孙、气海、三阴交、内关

21126. 患者左耳听力减退，兼见畏寒，发热，舌红，苔薄，脉浮数。治疗除听会、翳风穴外，还应选取的主穴是(　　)
A. 气海、足三里
B. 中渚、侠溪
C. 行间、丘墟
D. 丰隆、阴陵泉

E. 太溪、肾俞

21127. 痹症属着痹者，治疗除主穴外，还应选取的配穴是（　　）
A. 膈俞、血海
B. 肾俞、关元
C. 阴陵泉、足三里
D. 大椎、曲池
E. 脾俞、胃俞

21128. 痹症属热痹者，治疗除主穴外，还应选取的配穴是（　　）
A. 膈俞、血海
B. 肾俞、关元
C. 阴陵泉、足三里
D. 大椎、曲池
E. 脾俞、胃俞

21129. 在踝区，外踝尖直下，外踝下缘与跟骨之间凹陷中的腧穴是（　　）
A. 商丘
B. 丘墟
C. 照海
D. 申脉
E. 然谷

21130. 在踝区，内踝尖下 1 寸，内踝下缘切迹凹陷中的腧穴是（　　）
A. 商丘
B. 丘墟
C. 照海
D. 申脉
E. 然谷

21131. 治疗绝经前后诸证烦躁失眠者，应选取的配穴是（　　）
A. 中脘、阴陵泉
B. 关元、命门
C. 风池、太冲
D. 心俞、神门
E. 照海、阴谷

21132. 治疗绝经前后诸证纳少便溏者，应选取的配穴是（　　）
A. 中脘、阴陵泉
B. 关元、命门
C. 风池、太冲
D. 心俞、神门
E. 照海、阴谷

参考答案

21101:A，21102:C，21103:A，21104:B，21105:C，21106:D，21107:C，21108:B，21109:A，21110:C，21111:D，21112:E，21113:A，21114:A，21115:C，21116:C，21117:C，21118:D，21119:A，21120:B，21121:A，21122:D，21123:E，21124:C，21125:A，21126:B，21127:C，21128:D，21129:D，21130:C，21131:D，21132:A

（二）中医执业助理医师（中西医结合执业医师）针灸学练习题二

21201. 十二经脉中阴经与阳经的交接部位在（　　）
A. 头面
B. 手足
C. 胸腹
D. 上肢

E. 下肢

21202. 在十二经脉的走向中，足之三阴是(　　)

A. 从脏走手

B. 从头走足

C. 从足走胸腹

D. 从手上头

E. 从足上头

21203. 下列何经循行从耳后，进入耳中，出走耳前(　　)

A. 足太阳膀胱经

B. 手太阳小肠经

C. 足阳明胃经

D. 手阳明大肠经

E. 足少阳胆经

21204. “柱骨之会上”指的是(　　)

A. 迎香

B. 合谷

C. 曲骨

D. 大椎

E. 束骨

21205. 常用于治疗腋臭的腧穴是(　　)

A. 极泉

B. 少海

C. 通里

D. 阴郄

E. 少府

21206. 气海穴的定位是前正中线上(　　)

A. 脐下 0.5 寸

B. 脐下 1 寸

C. 脐下 1.5 寸

D. 脐下 2 寸

E. 脐下 2.5 寸

21207. 治疗昏迷，癫痫，高热，咽喉肿痛，应首选(　　)

A. 四缝

B. 十宣

C. 八邪

D. 合谷

E. 曲池

21208. 上星穴的定位是(　　)

A. 前发际正中

B. 前发际正中直上 0.5 寸

C. 前发际正中直上 1 寸

D. 前发际正中直上 1.5 寸

E. 前发际正中直上 2 寸

21209. 下列各组腧穴中，相距不是 1 寸的是(　　)

A. 中极、关元

B. 下脘、上脘

C. 中脘、上脘

D. 内关、间使

E. 外关、支沟

21210. 骨度分寸规定，髀枢至膝中是(　　)

A. 13 寸

B. 14 寸

C. 16 寸

D. 18 寸

E. 19 寸

21211. 十二经脉的命名主要结合了哪几个方面的内容(　　)
A. 阴阳、五行、脏腑
B. 五行、手足、脏腑
C. 手足、阴阳、五行
D. 手足、阴阳、脏腑
E. 脏腑、手足、五行

21212. 手三里穴位在阳溪穴与曲池穴连线上,当(　　)
A. 曲池下 2 寸处
B. 曲池下 3 寸处
C. 曲池下 4 寸处
D. 曲池下 8 寸处
E. 曲池下 9 寸处

21213. 下合穴中可治疗肠痈、痢疾的是(　　)
A. 足三里
B. 上巨虚
C. 下巨虚
D. 委中
E. 阳陵泉

21214. 具有强壮保健作用,主治咳喘,肺痨,诸虚百损的腧穴是(　　)
A. 膏肓俞
B. 脾俞
C. 肾俞
D. 肺俞
E. 中府

21215. 百会穴在头正中线上,其具体位置在(　　)
A. 入前发际 7 寸
B. 入前发际 5 寸
C. 入后发际 6 寸
D. 头顶旋毛中
E. 两耳连线上

21216. 脾经中用于治疗妇科疾病的常用穴位是(　　)
A. 阴陵泉
B. 地机
C. 公孙
D. 商丘
E. 大横

21217. 下列何经绕肩胛(　　)
A. 手阳明大肠经
B. 手厥阴心包经
C. 手太阳小肠经
D. 手少阴心经
E. 手太阴肺经

21218. 八脉交会穴中,主治心、胸、胃部疾患的是(　　)
A. 内关、公孙
B. 列缺、照海
C. 外关、足临泣
D. 后溪、申脉
E. 以上均可

21219. 电针仪最大输出电压为 40 伏以上时,最大输出电流应限制在(　　)
A. 1.5mA 以内
B. 2mA 以内
C. 1mA 以内

D. 10mA 以内

E. 10mA 以上

21220. 在下列特定穴中治疗腑病一般多用(　　)

A. 五输穴

B. 络穴

C. 合穴

D. 俞穴

E. 募穴

21221. 患儿,女,8 岁。遗尿 3 个月余,每隔三五夜 1 次,面色萎黄,纳食不多,舌淡苔薄,脉细弱。治疗应首选(　　)

A. 中极、关元、三阴交、膀胱俞

B. 中极、天枢、足三里、阴陵泉、太冲

C. 关元、太溪、三阴交、至阴

D. 气海、太冲、行间、昆仑、曲池

E. 曲骨、内庭、太溪、肾俞、气海

21222. 患者,男,48 岁。耳中胀痛,鸣声不断,按之不减,烦躁易怒,胸胁疼痛,口苦咽干,舌苔黄,脉弦数。治疗除取翳风、听会、侠溪、中渚外,还应加(　　)

A. 外关、合谷

B. 听宫、足三里、太冲、丘墟

C. 行间、丘墟、足临泣

D. 肾俞、关元

E. 耳门、太溪

21223. 患者,女,36 岁。1 周来头晕目眩,伴胸胁满闷,舌红,脉弦。治疗应首选(　　)

A. 脾俞、足三里、气海、百会

B. 丰隆、中脘、太冲、期门

C. 胃俞、丰隆、太冲、期门

D. 风池、肝俞、行间、侠溪

E. 百会、胆俞、外关、侠溪

21224. 患者,男,32 岁。两年前因高处跌落致腰疼,至今未愈,腰部僵硬,刺痛明显,治疗除选取主穴外,应加用(　　)

A. 志室、太溪

B. 次髎、膈俞

C. 风池、腰阳关

D. 命门、太冲

E. 太溪、肝俞

21225. 患者,女,18 岁。头痛 1 天,以后头部为重,痛如锥刺,舌淡,治疗除用阿是穴外,应选取(　　)

A. 天柱、后顶、昆仑

B. 上星、头维、合谷

C. 百会、通天、行间

D. 率谷、太阳、悬钟

E. 血海、合谷、申脉

21226. 患者牙痛剧烈,伴口臭,口渴,便秘,舌苔黄,脉洪。治疗应首选(　　)

A. 风池

B. 外关

C. 足三里

D. 地仓

E. 内庭

21227. 患儿,男,10 岁。睡梦中遗尿,每夜 1 次,精神不振,脉细弱。治疗应首选(　　)

A. 中极、三阴交、脾俞、肺俞

B. 关元、三阴交、肾俞、膀胱俞

C. 中极、足三里、胃俞、肾俞

D. 关元、足三里、肺俞、膀胱俞

E. 中极、三阴交、肺俞、三焦俞

21228. 患者,女,50 岁。因恼怒致胃脘胀痛,嗳气,呕酸,舌苔薄白,脉弦。依据近部取穴的原则,治疗应首选(　　)

A. 足三里

B. 膻中

C. 太冲

D. 天枢

E. 中脘

21229. 患者,男,45 岁。自觉心慌心烦,时息时作,健忘失眠。治疗首选(　　)

A. 三阴交

B. 神门

C. 足三里

D. 太溪

E. 合谷

21230. 第 5 胸椎棘突下旁开 1.5 寸的腧穴是(　　)

A. 肝俞

B. 肾俞

C. 脾俞

D. 肺俞

E. 心俞

21231. 第 3 胸椎棘突下旁开 1.5 寸的腧穴是(　　)

A. 肝俞

B. 肾俞

C. 脾俞

D. 肺俞

E. 心俞

21232. 行痹针灸治疗在主穴的基础上配(　　)

A. 肾俞、关元

B. 阴陵泉、足三里

C. 大椎、曲池

D. 膈俞、血海

E. 丰隆、曲池

21233. 痛痹针灸治疗在主穴的基础上配(　　)

A. 肾俞、关元

B. 阴陵泉、足三里

C. 大椎、曲池

D. 膈俞、血海

E. 丰隆、曲池

参考答案

21201:C, 21202:C, 21203:B, 21204:D, 21205:A, 21206:C, 21207:B, 21208:C, 21209:B, 21210:E, 21211:D, 21212:A, 21213:B, 21214:A, 21215:B, 21216:B, 21217:C, 21218:A, 21219:C, 21220:E, 21221:A, 21222:C, 21223:D, 21224:B,

21225:A, 21226:E, 21227:B, 21228:E, 21229:B, 21230:E, 21231:D, 21232:D, 21233:A

三、中西医结合执业助理医师考题练习

(一)中西医结合执业助理医师针灸学练习题一

22101. 行于人体背部正中,具有调节阳经气血作用的经脉是( )
A. 任脉
B. 冲脉
C. 督脉
D. 带脉
E. 阳维脉

22102. 下列各项,不属列缺穴主治病证的是( )
A. 项强
B. 齿痛
C. 头痛
D. 口眼㖞斜
E. 呕吐

22103. 内庭穴归属的经脉是( )
A. 任脉
B. 足阳明胃经
C. 手阳明大肠经
D. 督脉
E. 手太阴肺经

22104. 下列各项,不属三阴交穴主治病证的是( )
A. 心悸
B. 失眠
C. 高血压
D. 阳痿
E. 鼻渊

22105. 承山穴的定位是( )
A. 腓肠肌两肌腹之间凹陷的顶端处
B. 腓肠肌两肌腹中央
C. 飞扬穴内下 1 寸
D. 委中穴直下 2 寸
E. 委阳穴直下 2 寸

22106. 既能治疗前头痛,又善治目疾的腧穴是( )
A. 列缺
B. 悬钟
C. 昆仑
D. 阳白
E. 太阳

22107. 气海穴位于下腹部前正中线上,与脐中的距离是( )
A. 0.5 寸
B. 1 寸
C. 1.5 寸
D. 3 寸
E. 4 寸

22108. 下列各项,属表里经配穴的是( )
A. 咳嗽取尺泽、太渊

B. 感冒取列缺、合谷
C. 膝痛取阳陵泉、阴陵泉
D. 胃痛取中脘、内庭
E. 痛经取公孙、隐白

22109. 患者，男，69岁。听力下降，耳鸣如蝉，时作时止，遇劳则剧，按之减轻，伴腰膝酸软，乏力，舌淡红，脉虚细。治疗除主穴外，还应选用的配穴是（　　）
A. 肾俞、气海
B. 肝俞、太冲
C. 脾俞、足三里
D. 胃俞、三阴交
E. 心俞、神门

22110. 患者胁肋部疱疹呈带状排列，疹色鲜红，灼热疼痛，口苦，心烦，舌红，脉弦数。治疗除主穴外，还应选用的配穴是（　　）
A. 劳宫、神门、心俞
B. 少府、少冲、曲池
C. 行间、大敦、阳陵泉
D. 内庭、隐白、血海
E. 侠溪、照海、阴陵泉

22111. 患者，男，55岁。右肩部疼痛半月，昼轻夜重，上臂活动尚可，右肩痛有定处，遇寒痛增，得热则减，舌苔薄白，脉弦紧。治疗除取阿是穴外，还应主取的经穴是（　　）
A. 手阳明、手太阳及手少阳
B. 手阳明、手太阴及手少阳
C. 手阳明、手太阴及手少阴
D. 手太阳、手太阴及手少阳
E. 手太阳、手太阴及手少阴

22112. 患者行经前下腹部疼痛，有冷感，历时数小时，甚则2～3天，疼痛剧烈，出冷汗，得温痛减，遇寒痛增，经量少，舌苔白腻，脉沉紧。治疗应选用的腧穴是（　　）
A. 三阴交、中极、次髎
B. 足三里、中极、太冲
C. 丰隆、次髎、天枢
D. 阴陵泉、阳陵泉、光明
E. 三阴交、关元、内关

A. 风门
B. 太冲
C. 阴陵泉
D. 曲池
E. 后溪

22113. 外感风寒头痛，治疗除主穴外，还应选用的配穴是（　　）
22114. 外感风湿头痛，治疗除主穴外，还应选用的配穴是（　　）

A. 寒邪犯胃证
B. 气滞血瘀证
C. 饮食停滞证
D. 肝气犯胃证
E. 脾胃虚寒证

22115. 在胃痛的治疗中，以气海、关元、脾俞和胃俞作为配穴，其证型是（　　）
22116. 在胃痛的治疗中，以膈俞作为配穴，其证型是（　　）

参考答案

22101:C, 22102:E, 22103:B, 22104:E, 22105:A, 22106:D, 22107:C, 22108:B, 22109:A, 22110:C, 22111:A, 22112:A, 22113:A, 22114:C, 22115:A, 22116:B

(二)中西医结合执业助理医师针灸学练习题二

22201. 具有主司下肢运动功能的经脉是(　　)
A. 维脉
B. 跷脉
C. 督脉
D. 带脉
E. 冲脉

22202. 尺泽穴归属的经脉是(　　)
A. 手太阴肺经
B. 足阳明胃经
C. 中太阴脾经
D. 足厥阴肝经
E. 手少阴心经

22203. 下列各项,不属足三里穴主治病证的是(　　)
A. 虚劳
B. 胃痛
C. 乳痈
D. 目赤肿痛
E. 癫狂

22204. 下列各项,与手太阳小肠经不直接联系的部位是(　　)
A. 口
B. 目外眦
C. 目内眦
D. 鼻
E. 耳

22205. 治疗黄疸、胁痛、口苦、吞酸等肝胆犯胃病证,应首选的腧穴是(　　)
A. 足窍阴
B. 侠溪
C. 足临泣
D. 丘墟
E. 阳陵泉

22206. 关元穴归属于的经脉是(　　)
A. 督脉
B. 任脉
C. 手阳明大肠经
D. 手少阳三焦经
E. 足太阴脾经

22207. 治疗眩晕实证的主穴是(　　)
A. 风池、百会、太阳、列缺
B. 风池、关维、太阳、百会
C. 风池、百会、内关、太冲
D. 风池、百会、肝俞、肾俞
E. 百会、内关、后溪、水沟

22208. 足阳明胃经的郄穴是(　　)
A. 梁门
B. 梁丘
C. 丰隆
D. 上巨虚
E. 下巨虚

22209. 患者牙痛隐隐,时作时止,伴有

牙齿松动，脉细。治疗除主穴外，还应选取的配穴是（　　）

A. 内庭、二间

B. 太溪、行间

C. 太渊、太溪

D. 外关、风池

E. 太冲、太溪

22210. 患者关节肌肉疼痛，痛无定处，时见恶风发热，舌淡苔薄白，脉浮。治疗除取阿是穴和局部经穴外，还应选用的配穴是（　　）

A. 膈俞、血海

B. 曲池、大椎

C. 肾俞、关元

D. 阴陵泉、足三里

E. 气海、曲池

22211. 患者胃痛暴作，脘腹得温痛减，遇寒痛增，恶寒喜热，口不渴，喜热饮，苔薄白，脉弦紧。治疗除主穴外，还应选取的配穴是（　　）

A. 下脘

B. 三阴交

C. 膈俞

D. 太冲

E. 胃俞

22212. 患者秘结不通，排便艰涩难解，舌淡，苔薄，脉沉。治疗应选用的经穴是（　　）

A. 足阳明、足少阳经穴

B. 足厥阴、手少阳经穴

C. 手阳明、足少阳经穴

D. 足太阴、手阳明经穴

E. 足阳明、手少阳经穴

A. 0.5 寸

B. 1.5 寸

C. 2 寸

D. 4 寸

E. 6 寸

22213. 足太阴脾经在腹部的循行，旁开前正中线的距离是（　　）

22214. 足少阴肾经在腹部的循行，旁开前正中线的距离是（　　）

A. 风门

B. 太冲

C. 阴陵泉

D. 曲池

E. 后溪

22215. 外感风寒头痛，治疗除主穴外，还应选取的配穴是（　　）

22216. 外感风湿头痛，治疗除主穴外，还应选取的配穴是（　　）

参考答案

22201:B，22202:A，22203:D，22204:A，22205:E，22206:B，22207:C，22208:B，22209:B，22210:A，22211:E，22212:E，22213:D，22214:A，22215:A，22216:C

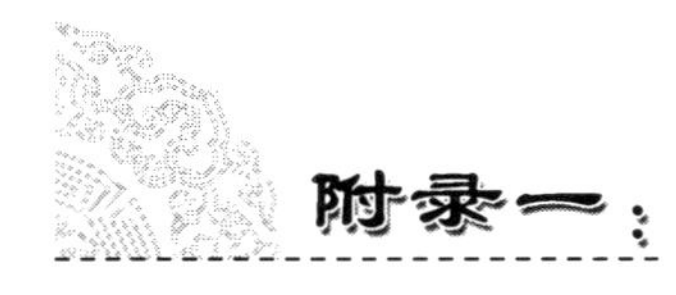

针灸穴位检索表

检索表一是帮助大家在复习时快速检索相关穴位;二是在按经脉归类排序的基础上,用腧穴首字汉语拼音进行排序,这样换了一种排序方法,大家也可用此表检测腧穴的掌握情况。

检索表分为三个层次:中西医结合执业助理医师层次用表一;中西医结合执业医师和中医助理医师层次用表一和表二;中医执业医师层次用表一、表二、表三。

针灸穴位检索表一

各层次共用					
序号	穴位	经脉	特定穴	定位	主治病证
B 1	百会	督脉		后发际正中直上7寸	1神志病(痴呆、中风、失语、失眠、健忘、癫狂痫证、癔病);2头面部病证(头风,头痛,眩晕耳鸣);3下陷性病证(脱肛、阴挺、胃下垂)
C 2	承山	膀胱经		腓肠肌二肌腹凹陷的顶端处,委中与昆仑连线之中点	1腿痛拘急,疼痛;2痔疾、便秘
3	尺泽	肺经	合穴	肘横纹上肱二头肌腱桡侧凹陷处	1肺系实热证(咳嗽、气喘、咯血、咽喉肿痛);2肘臂挛痛;3急证(吐泻,中暑,小儿惊风)
4	次髎	膀胱经		在髂后上棘下与后正中线之间,第2骶后孔中	1妇科病(月经不调、带下、痛经);2小便不利;3遗精;4疝气;5腰骶痛、下肢痿痹
D 5	大肠俞	膀胱经	背俞穴	第4腰椎棘突下旁开1.5寸	1腰腿痛;2胃肠病证(腹痛、腹胀、肠鸣、泄泻、便秘)

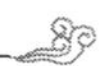

续表

各层次共用					
序号	穴位	经脉	特定穴	定位	主治病证
6	大敦	肝经	井穴	足大趾外侧趾甲根角旁约0.1寸	1少腹痛；遗尿、癃闭、五淋、尿血等泌尿系病证；2月经不调、崩漏、阴缩、阴中痛、阴挺等月经病及前阴病证；3癫痫、善寐
7	大椎	督脉		后正中线上，第7颈椎棘突下凹陷中	1外感病证（热病、疟疾、咳嗽、气喘、感冒）；2骨蒸潮热；3神志病（癫狂痫证、小儿惊风）；4项强、脊痛；5风疹，痤疮
8	胆囊	经外奇穴		在小腿外侧上部，当腓骨小头前下方凹陷处（阳陵泉）直下2寸	1急慢性胆囊炎、胆石症、胆道蛔虫症等胆腑病证；2下肢麻痹
9	地仓	胃经		口角旁约0.4寸，上直对瞳孔	局部病证（口眼㖞斜、流涎、唇缓不收、齿痛颊肿）
F 10	肺俞	膀胱经		第3胸椎棘突下，旁开1.5寸	1肺疾（咳嗽、气喘、咯血）；2肺阴虚证（盗汗，骨蒸潮热）
11	丰隆	胃经	络穴	外踝尖上8寸，条口穴外1寸，胫骨前嵴外2横指（中指）	1头痛、眩晕；2癫狂；3痰饮病（咳嗽痰多）；4肠胃病（腹胀，便秘）；5下肢痿痹
12	风市	胆经		大腿外侧正中，腘横纹上7寸。简便取穴法：直立垂手时，中指尖下是穴	1下肢痿痹、麻木及半身不遂等下肢疾患；2遍身瘙痒
G 13	肝俞	膀胱经	背俞穴	第9胸椎棘突下，旁开1.5寸	1肝胆疾患（胁痛、黄疸）；2目疾（目赤、目视不明、夜盲、迎风流泪）；3癫狂痫；4脊背痛
14	膈俞	膀胱经		第7胸椎棘突下，旁开1.5寸	1上逆证（呕吐，呃逆，气喘）；2贫血；3瘾疹，皮肤瘙痒；4潮热，盗汗

续表

各层次共用					
序号	穴位	经脉	特定穴	定位	主治病证
15	公孙	脾经	络穴；八脉交会穴通冲脉	第1跖骨基底部的前下方，赤白肉际处	1脾胃肠腑病；2神志病（心烦失眠，发狂）；3冲脉病（奔豚气）
16	关元	任脉	小肠之募穴	前正中线上，脐下3寸	1元气虚损证（中风脱证、虚劳冷惫、羸瘦无力）；2少腹痛，疝气；3肠腑病（腹泻、痢疾、脱肛、便血）；4泌尿系病（五淋、尿血、尿闭、尿频）；5男科病（遗精、阳痿、白浊）；6妇科病（月经不调、痛经、闭经、崩漏、带下、阴挺、恶露不尽、胞衣不下）
H 17	合谷	大肠经	原穴	手背第1、2掌骨间，第2掌骨桡侧中点处	1头面五官诸疾（头痛、目赤肿痛、牙疼、鼻衄，耳聋、口眼㖞斜）；2外感（发热恶寒）；3热病（无汗或有汗）；4妇产科病（经闭、滞产）；5针麻
18	后溪	小肠经	输穴；八脉交会穴通督脉	微握拳，第5掌指关节后尺侧的远侧掌横纹头赤白肉际处	1腰以上筋骨痛证（头项强痛、腰背痛、肘臂及手指挛痛）；2耳聋、目赤；3癫狂；4疟疾
19	环跳	胆经		侧卧屈股，在股骨大转子最高点与骶骨裂孔的连线上的外1/3与中1/3的交点处	1腰腿病（腰胯疼痛，下肢痿痹，半身不遂）；2风疹
J 20	夹脊	经外奇穴		第1胸椎至第5腰椎棘突下两侧，后正中线旁开0.5寸左右各17穴	1上胸部：心、上肢；2下胸部：胃肠；3腰部：腰腹、下肢
21	颊车	胃经		在下颌角前上方约1横指，按之凹陷处，当咀嚼时咬肌隆起最高点处	局部病证（齿痛、牙关不利、颊肿、口眼㖞斜）

续表

各层次共用					
序号	穴位	经脉	特定穴	定位	主治病证
22	肩髎	三焦经		肩峰后下方，上臂外展时，当肩髃穴后寸许凹陷中	肩臂疼痛不举、上肢痿痹
23	肩髃	大肠经		肩峰与肱骨大结节之间；三角肌肉上部中央，上臂平举肩峰前下方凹陷处	1 肩上肢病证(肘臂酸痛，上肢不遂)；2 瘾疹
24	睛明	膀胱经		目内眦角稍内上方凹陷处	1 目疾(目赤肿痛、流泪、视物不明、目眩、近视、夜盲、色盲)；2 急性腰扭伤、坐骨神经痛；3 心动过速
K 25	昆仑	膀胱经	经穴	外踝尖与跟腱之间的凹陷处	1 后部筋骨痛症(后头痛，项强，腰骶痛，足踝肿痛)；2 癫痫；3 滞产
L 26	劳宫	心包经	荥穴	掌心横纹中，第 2、3 掌骨之间。简便取穴法：握拳，中指尖下是穴	1 中风昏迷、中暑等急症；2 心痛、烦闷、癫狂痫等神志疾患；3 口疮，口臭；4 鹅掌风
27	廉泉	任脉		微仰头，在喉结上方，当舌骨体上缘的凹陷处	中风失语、暴喑、吞咽困难、舌缓流涎、舌下肿痛、口舌生疮、喉痹等咽喉口舌病证
28	梁门	胃经		脐中上 4 寸，前正中线旁开 2 寸	胃疾(胃痛、呕吐、食欲不振)
29	列缺	肺经	络穴：八脉交会穴，通任脉	桡骨茎突上方，腕横纹上 1.5 寸，当肱桡肌与拇长展肌之间	1 肺系病证(咳嗽、气喘、咽喉肿痛)；2 头项部疾患(头痛、牙痛、项部强痛、口眼㖞斜)
30	内关	心包经	络穴；八脉交会穴通阴维	腕横纹上 2 寸，掌长肌腱与桡侧腕屈肌腱之间	1 心疾(心痛、胸闷、心动过速或过缓)；2 胃腑病(胃痛、呕吐、呃逆)；3 中风；4 神志病(失眠、郁证、癫狂)；5 眩晕；6 肘臂挛痛

续表

各层次共用					
序号	穴位	经脉	特定穴	定位	主治病证
31	内庭	胃经	荥穴	足背第2、3趾间横纹端	1五官热性病；2热病；3肠胃病；4足背肿痛，跖趾关节痛
P 32	脾俞	膀胱经	背俞穴	第11胸椎棘突下，旁开1.5寸	1脾胃肠腑疾患（腹胀、纳呆、呕吐、泄泻、痢疾、便血、水肿）；2背痛
Q 33	期门	肝经	肝之募穴	乳头直下，第6肋间隙，前正中线旁开4寸	1肝胃病（胸胁胀痛、呕吐、吞酸、呃逆、腹胀）；2奔豚气；3乳痈
34	气海	任脉		前正中线上，脐下1.5寸	1气虚病证（虚脱、形体羸瘦、脏气衰惫、乏力）；2肠腑病（水谷不化、绕脐疼痛、腹泻、痢疾、便秘）；3疝气；4妇科病（月经不调、痛经、闭经、崩漏、带下、阴挺、恶露不尽、胞衣不下）；5男科病（遗精、阳痿）；6泌尿病（小便不利、遗尿）
35	丘墟	胆经	原穴	足外踝前下方，趾长伸肌腱的外侧凹陷中	1目赤肿痛、目翳等目疾；2颈项痛、腋下肿、胸胁痛、外踝肿痛等痛证；3足内翻、足下垂
36	曲池	大肠经	合穴	屈肘成直角，在肘横纹外侧端与肱骨外上髁连线中点	1上肢病证（手臂肿痛，上肢不遂）；2热病；3高血压；4癫狂；5肠胃病（腹痛吐泻）；6五官热性病（咽喉肿痛，齿痛，目赤肿痛）；7皮肤外科（瘾疹，湿疹，瘰疬）
37	曲泽	心包经	合穴	肘微屈，肘横纹中，肱二头肌腱的尺侧缘	1心痛、心悸、善惊等心系病证；2胃痛、呕血、呕吐等热性胃病；3暑热病；4肘臂挛痛

续表

各层次共用					
序号	穴位	经脉	特定穴	定位	主治病证
S 38	三阴交	脾经		内踝尖上3寸，胫骨内侧面后缘	1脾胃虚弱诸证；2妇产科病；3泌尿系统病；4心病（心悸、失眠、高血压）；5下肢痿痹；6阴虚诸证
39	膻中	任脉	心包之募；八会穴之气会	前正中线上，平第4肋间隙	1胸中气机不畅（咳嗽、气喘、胸闷、噎膈、呃逆）；2胸乳病（乳少、乳痈、乳癖）
40	商阳	大肠经	井穴	食指桡侧指甲根角旁0.1寸	1五官疾患（齿痛、咽喉肿痛）；2热证急证（热病、昏迷）
41	上巨虚	胃经	大肠下合穴	在犊鼻穴下6寸，足三里穴下3寸	1胃肠病证（肠鸣、腹痛、泄泻、便秘、肠痈）；2下肢痿痹
42	少冲	心经	井穴	小指桡侧指甲根角旁0.1寸	1心及神志病证（心悸、心痛、癫狂、昏迷）；2热病；3胸胁痛
43	少商	肺经	井穴	拇指桡侧指甲根角旁0.1寸	1肺系实热证（咽喉、鼻、高热）；2昏迷、癫狂
44	少泽	小肠经	井穴	小指尺侧指甲根角旁0.1寸	1乳疾（乳痈、乳汁少）；2急症、热证（昏迷、热病）；3面五官病证（头痛、目翳、咽喉肿痛）
45	申脉	膀胱经	八脉交会穴通阳跷	外踝直下方凹陷中	1头痛，眩晕；2神志病（癫狂痫，失眠）；3腰腿酸痛
46	神门	心经	原穴；输穴	腕横纹尺侧端，尺侧腕屈肌腱的桡侧凹陷处	1心与神志病；2高血压；3胸胁痛
47	神阙	任脉	禁刺多用灸法	脐窝中央	1元阳暴脱（虚脱、中风脱证）；2肠腑病（腹痛、腹胀、腹泻、痢疾、便秘、脱肛）；3水肿、小便不利

续表

各层次共用					
序号	穴位	经脉	特定穴	定位	主治病证
48	肾俞	膀胱经	背俞穴	第2腰椎棘突下旁开1.5寸	1肾虚病证(头晕、耳鸣、耳聋、腰酸痛);2泌尿生殖系统病(遗尿、遗精、阳痿、不育);3妇科病(月经不调、带下、不孕)
49	十宣	经外奇穴		在手十指尖端,距指甲游离缘0.1寸	1昏迷;2癫痫;3高热、咽喉肿痛;4手指麻木
50	水沟	督脉		人中沟的上1/3与下2/3交点处	1急危重证(昏迷、晕厥、中风、中暑、休克、呼吸衰竭);2神志病(癔病、癫狂痫、急慢惊风);3面鼻口部病(鼻塞、鼻衄、面肿、口眼㖞斜、齿痛、牙关紧闭);4闪挫腰痛
51	丝竹空	三焦经		眉梢的凹陷处	1癫痫;2头痛、目眩、目赤肿痛、眼睑瞤动等头目病证;3齿痛
52	四神聪	经外奇穴		头顶部,百会前后左右处1寸,共4穴	1神志病(中风,头痛,眩晕失眠,癫痫,狂乱);2目疾
T 53	太冲	肝经		足背,第1、2跖骨结合部之前凹陷中	1肝经风热病(中风,癫狂痫,小儿惊风);2妇科经带病(月经不调、痛经、闭经、崩漏、带下);3肝胃病(黄疸、胁痛、腹胀、呕逆);4遗尿,癃闭;5下肢痿痹、足跗肿痛
54	太溪	肾经	输穴;原穴	内踝高点与跟腱后缘连线的中点凹陷中	1肾虚证(头痛、目眩、失眠、健忘、遗精、阳痿)2阴虚性五官病(咽喉肿痛、齿痛、耳鸣、耳聋)3肺部病(咳嗽、气喘、咯血、胸痛)3腰脊痛、下肢4消渴、小便频数、便秘5月经不调

续表

各层次共用					
序号	穴位	经脉	特定穴	定位	主治病证
55	太阳	经外奇穴		在颞部，当眉梢与目外眦之间，向后约一横指的凹陷处	1头痛；2目疾；3面瘫
56	太渊	肺经	输穴之原穴，八会穴之脉会	掌侧腕横纹上，桡动脉桡侧凹陷处	1肺系病证（咳嗽、气喘）；2无脉证；3腕臂痛
57	天枢	胃经	大肠之募穴	脐中旁开2寸	1胃肠病（腹痛、腹胀、便秘、泄泻、痢疾）；2妇科病（月经不调、痛经）
58	天宗	小肠经		肩胛骨冈下窝中央凹陷处，约肩胛冈下缘与肩胛下角之间的上1/3折点处	1局部病证（肩胛疼痛、肩背部损伤）；2气喘
59	听宫	小肠经		耳屏与下颌关节之间，张口呈凹陷处	1耳疾（耳聋，耳鸣，聍耳）；2齿痛
60	通里	心经	络穴	腕横纹上1寸，尺侧腕屈肌腱桡侧缘	1心病（心悸、怔忡）；2舌强不语，暴喑；3腕臂痛
W 61	外关	三焦经	络穴：八脉交会穴通阳维	腕背横纹上2寸，尺骨与桡骨正中间	1热病；2头面五官病（头痛、目赤肿痛、耳鸣、耳聋）；3瘰疬；4胁肋痛；5上肢痿痹不遂
62	外劳宫（落枕穴）	经外奇穴		在手背侧，当第2、3掌骨间，掌指关节后约0.5寸处	1落枕、手臂肿痛；2脐风
63	委中	膀胱经	膀胱下合穴	腘横纹中央	1腰及下肢病证；2腹痛，急性吐泻；3小便不利、遗尿；4丹毒
X 64	膝眼	经外奇穴		屈膝，在髌韧带两侧凹陷处。在内侧的称内膝眼，在外侧的称外膝眼	1膝痛、腿痛；2脚气

续表

各层次共用					
序号	穴位	经脉	特定穴	定位	主治病证
65	下关	胃经		耳屏前，下颌骨髁状突前方，颧弓与下颌切迹形成的凹陷中，闭口取穴	1 面口病(牙关不利、三叉神经痛、齿痛、口眼㖞斜)；2 耳部疾病(耳聋、耳鸣、聤耳)
66	心俞	膀胱经	背俞穴	第 5 胸椎棘突下，旁开 1.5 寸	1 心与神志病(心痛、惊悸、失眠、健忘、癫痫)；2 咳嗽、吐血；3 盗汗、遗精
67	悬钟	胆经	八会穴之髓会	外踝尖上 3 寸、腓骨前缘	1 髓海不足证(痴呆、中风)；2 颈项强痛；3 胸胁满痛；4 下肢痿痹
68	血海	脾经		屈膝，在大腿内侧，髌骨内端上 2 寸，股四头肌内侧头的隆起处	1 妇科病；2 血热性皮肤病(湿疹、瘾疹、丹毒)
Y 69	哑门	督脉		第 1 颈椎下，后发际正中直上 0.5 寸	1 暴喑、舌缓不语；2 癫狂痫、癔病等神志病证；3 头痛、颈项强痛
70	阳白	胆经		目正视，瞳孔直上，眉上 1 寸	1 头痛；2 目痛、视物模糊、眼睑瞤动等目疾
71	阳陵泉	胆经	合穴；胆下合穴；八会穴之筋会	腓骨小头前下方凹陷中	1 肝胆犯胃病证(黄疸、胁痛、口苦、呕吐、吞酸)；2 下肢、膝关节病证；3 小儿惊风
72	养老	小肠经	郄穴	以手掌面向胸，当尺骨茎突桡侧骨缝凹陷中	1 目视不明；2 肩、背、肘、臂酸痛
73	腰阳关	督脉		后正中线上，第 4 腰椎棘突下凹陷中	1 妇科(月经不调、赤白带下)；2 男科病证(遗精、阳痿)；3 腰骶痛、下肢痿痹
74	翳风	三焦经		乳突前下方与下颌角之间的凹陷处	1 耳疾(耳鸣、耳聋)；2 面口证(口眼㖞斜、面风、牙关紧闭、颊肿)；3 瘰疬
75	阴陵泉	脾经	合穴	胫骨内侧髁下方凹陷处	1 脾不运化水湿病(腹胀、腹泻、小便不利、水肿)；2 膝痛

续表

各层次共用					
序号	穴位	经脉	特定穴	定位	主治病证
76	隐白	脾经	井穴	足大趾内侧趾甲根角旁0.1寸	1妇科病(月经过多、崩漏)；2出血证(吐血、衄血、尿血、便血)；3癫狂、多梦；4慢惊风；5腹满、暴泻
77	印堂	督脉		额部，当两眉头的中间	1神志病(痴呆，痫证，失眠，健忘)；2头痛、眩晕；3鼻渊、鼻衄；4小儿惊风；5产后血晕、子痫
78	迎香	大肠经		鼻翼外缘中点旁开0.5寸，鼻唇沟中	1局部病证(鼻塞，鼻衄，口眼㖞斜)；2胆道蛔虫症
79	涌泉	肾经	井穴	足心前三分之一的凹陷中	1急症及神志病；2头痛、头晕、目眩；3肺系病(咯血、咽喉肿痛、喉痹)；4大便难、小便不利；4奔豚气；5足心热
80	鱼际	肺经	荥穴	第1掌骨中点桡侧，赤白肉际处	1肺系热性病(失音)；2小儿疳积
Z 81	攒竹	膀胱经		眉头凹陷中，约在目内眦直上	1目部疾病(眼睑瞤动、眼睑下垂、口眼㖞斜、目视不明、流泪、目赤肿痛)；2头痛、眉棱骨痛；3呃逆
82	照海	肾经	八脉交会穴通阴跷脉	内踝高点正下缘凹陷处	1精神神志病(失眠，癫痫)；2五官热性病(咽喉干痛、目赤肿痛)；3妇科病(月经不调带下阴挺)；4小便频数、癃闭
83	支沟	三焦经	经穴	腕背横纹上3寸，尺骨与桡骨之间	1便秘；2耳鸣，耳聋；3暴喑；4瘰疬；5胁肋痛；6热病
84	至阴	膀胱经	井穴	足小趾外侧趾甲根角旁0.1寸	1胎位不正、滞产；2头痛，目痛3鼻塞，鼻衄

续表

各层次共用					
序号	穴位	经脉	特定穴	定位	主治病证
85	中极	任脉	膀胱之募穴	前正中线上，脐下4寸	1泌尿系病（遗尿、小便不利、癃闭）；2男科病（遗精、阳痿、不育）；3妇科病（月经不调、崩漏、阴挺、阴痒、不孕、产后恶露不尽、带下）
86	中脘	任脉	胃之募穴；八会穴之腑会	前正中线上，脐上4寸	1脾胃病；2黄疸；3癫狂、脏躁
87	中渚	三焦经	输穴	手背，第4、5掌骨小头后缘之间凹陷中，当液门穴后1寸	1头痛、目赤、耳鸣、耳聋、喉痹、舌强等头面五官病证；2热病；3肩背肘臂酸痛、手指不能屈伸
88	足临泣	胆经	输穴；八脉交会穴通带脉	第4跖趾关节的后方，足小趾伸肌腱的外侧	1偏头痛、目赤肿痛、胁肋疼痛、足跗肿痛等痛证；2月经不调、乳痈；3瘰疬
89	足三里	胃经	合穴；胃下合穴	犊鼻穴下3寸，胫骨前棘外1横指处	1胃肠病（胃痛、呕吐、噎膈、腹胀、泄泻、便秘、痢疾）；2下肢痿痹；3神志病（癫狂）；4外科病（乳痈肠痈）；5虚劳诸证（强壮保健要穴）

针灸穴位检索表表二

中西医结合执业医师、中医助理医师增加穴位					
序号	穴位	经脉	特定穴	定位	主治病证
1	承浆	任脉		颏唇沟的正中凹陷处	1口眼㖞斜、齿龈肿痛、流涎等口部病证；2暴喑、癫狂
2	风池	胆经		胸锁乳突肌与斜方肌上端之间的凹陷中，平风府穴	1内风所致的病证（头痛、眩晕、失眠、癫痫、中风、耳鸣）；2外风所致的病证（感冒、口眼㖞斜）；3颈项强痛
3	复溜	肾经	经穴	太溪直上2寸，当跟腱的前缘。	1水肿、汗证等津液输布失调疾患；2腹胀、腹泻等胃肠疾患；3腰脊强痛、下肢痿痹

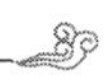

续表

中西医结合执业医师、中医助理医师增加穴位					
序号	穴位	经脉	特定穴	定位	主治病证
4	归来	胃经		脐中下4寸，前正中线旁开2寸	1小腹痛、疝气；2妇科疾患(痛经、月经不调、带下、阴挺)
5	行间	肝经	荥穴	足背，当第1、2趾间趾蹼上方纹头处	1肝经风热所致头目病(中风、癫痫、头痛、目眩、目赤痛、青盲、口㖞)；2妇科经带病(月经不调、痛经、闭经、崩漏、带下)；3阴中痛，疝气；4泌尿系统(遗尿、癃闭、五淋)；5胸胁满痛
6	阑尾	经外奇穴		在小腿前侧上部，当犊鼻下5寸，胫骨前缘旁开1横指	1急慢性阑尾炎；2消化不良；3下肢痿痹
7	郄门	心包经	郄穴	腕横纹上5寸，掌长肌腱与桡侧腕屈肌腱之间	1心痛、心悸、心烦、胸痛等心胸病证；2呕血、咯血；3疔疮；4癫痫
8	少海	心经	合穴	屈肘，在肘横纹内侧端与肱骨内上髁连线的中点处	1心病、神志病(心痛、癔病)；2肘臂挛痛、臂麻手颤；3头项痛，腋胁部痛；4瘰疬
9	手三里	大肠经		阳溪与曲池连线上，肘横纹下2寸	1上肢病证(手臂无力、上肢不遂)；2腹痛、腹泻；3齿痛，颊肿
10	天柱	膀胱经		后发际正中直上0.5寸，旁开1.3寸斜方肌外侧凹陷中	1后头痛、项强、肩背腰痛痹证；2鼻塞；3癫狂痫；4热病
11	听会	胆经		耳屏间切迹前，下颌骨髁状突后缘，张口凹陷处	1耳鸣、耳聋、聤耳等耳疾；2齿痛、面痛、口眼㖞斜、口噤
12	头维	胃经		额角发际上0.5寸，头正中线旁4.5寸	头目病(头痛，目眩，目痛)
13	阴郄	心经	郄穴	横纹上0.5寸，尺侧腕屈肌腱的桡侧缘	1心病(心痛、惊悸)；2血证(吐血、衄血)；3骨蒸盗汗

针灸穴位检索表三

适用于中医执业医师资格层次					
序号	穴位	经脉	特定穴	定位	主治病证
A 1	安眠	经外奇穴		在项部，当翳风穴与风池穴连线的中点	1 头痛、眩晕、失眠；2 心悸；3 癫狂
B 2	八风	经外奇穴		在足背侧，第1～5趾间，趾蹼缘后方赤白肉际处，一足4穴，左右共8穴	1 足跗肿痛、趾痛；2 毒蛇咬伤；3 脚气
3	八邪	经外奇穴		在手背侧，微握拳，第1～5指间，指蹼缘后方赤白肉际处，左右共8穴	1 手指麻木、手背肿痛；2 烦热、目痛；3 毒蛇咬伤
C 4	承扶	膀胱经		臀横纹的中点	1 腰、骶、臀、股部疼痛；2 痔疾
5	承泣	胃经		在面部，瞳孔直下，当眼球与眶下缘之间	1 目疾（眼睑瞤动、目赤肿痛、迎风流泪、夜盲、近视）；2 口眼㖞斜；3 面肌痉挛
D 6	大包	脾经	脾之大络	在侧胸部腋中线上，当第6肋间隙处	1 气喘；2 胸胁痛；3 全身疼痛；4 岔气；4 四肢无力
H 7	大横	脾经		脐中旁开4寸	脾胃病证（腹胀、腹痛、泄泻、便秘）
D 8	大陵	心包经	原穴；输穴	腕掌横纹的中点处，当掌长肌腱与桡侧腕屈肌腱之间	1 心痛、心悸、胸胁痛；2 神志病（癫狂痫、喜笑悲恐）；3 胃腑病（胃痛、呕吐）；4 臂手挛痛
9	大钟	肾经	络穴	太溪穴下0.5寸稍后，当跟腱内缘处	1 痴呆；2 癃闭、遗尿、便秘；3 月经不调；4 咯血、气喘；4 腰脊强痛、足跟痛
10	大杼	膀胱经	八会穴之骨会	第1胸椎棘突下，旁开1.5寸	1 咳嗽；2 项强、肩背痛

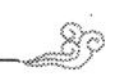

续表

适用于中医执业医师资格层次					
序号	穴位	经脉	特定穴	定位	主治病证
11	带脉	胆经		侧腹部，第 11 肋骨游离端直下平脐处	1 月经不调、经闭、赤白带下等妇科经带病证；2 疝气；3 腰痛、胁痛
12	胆俞	膀胱经	背俞穴	第 10 胸椎棘突下，旁开 1.5 寸	1 肝胆病证（黄疸、口苦、胁痛）；2 肺痨、潮热
13	地机	脾经	郄穴	当内踝尖与阴陵泉穴的连线上，阴陵泉穴下 3 寸	1 妇科病；2 脾胃病；3 脾不运化水湿病（小便不利、水肿）
14	定喘	经外奇穴		第七颈椎棘突下，旁开 0.5 寸处	1 哮喘、咳嗽；2 落枕、肩背痛
E 15	耳门	三焦经		耳屏上切迹前，下颌骨髁状突后缘，张口有凹陷处	1 耳鸣、耳聋、聤耳等耳疾；2 齿痛、颈颌痛
F 16	飞扬	膀胱经	络穴	昆仑穴直上 7 寸，承山外下方 1 寸处	1 头痛、目眩；2 腰腿疼痛；3 痔疾
17	风府	督脉		正坐，头微前倾，后正中线上，入后发际上 1 寸	1 中风、癫狂痫、癔病等内风为患的神志病证；2 头痛、眩晕、颈项强痛、咽喉肿痛、失音、目痛、鼻衄等内、外风证
18	风门	膀胱经		第 2 胸椎棘突下，旁开 1.5 寸	1 表证（感冒、咳嗽、发热、头痛）；2 项强、胸背痛
19	扶突	大肠经		喉结旁 3 寸，在颈外侧当胸锁乳突肌的胸骨头与锁骨头之间	1 咽喉病证（咽喉肿痛，暴喑）；2 瘿气，瘰疬；3 咳嗽气喘；4 颈部手术针麻穴
G 20	膏肓	膀胱经		第 4 胸椎棘突下，旁开 3 寸	1 肺之虚损证（咳嗽、气喘、肺痨）；2 虚劳诸疾（盗汗、健忘、遗精）；3 肩胛痛
21	关冲	三焦经	井穴	无名指尺侧指甲根角旁 0.1 寸	1 头痛、目赤、耳鸣、耳聋、喉痹、舌强等头面五官病证；2 热病、中暑

续表

适用于中医执业医师资格层次					
序号	穴位	经脉	特定穴	定位	主治病证
22	光明	胆经	络穴	外踝高点上5寸，腓骨前缘	1目痛、夜盲、近视、目花等目疾；2胸乳胀痛；3下肢痿痹
23	肓俞	肾经		脐旁0.5寸	1腹痛、泄泻、便秘等胃肠病证；2月经不调；3疝气
J 24	极泉	心经		腋窝正中，腋动脉搏动处	1心疾（心痛、心悸）；2痛证（肩臂疼痛、胁肋疼痛、臂丛神经损伤）；3瘰疬；4腋臭；5上肢针麻用穴
25	间使	心包经	经穴	腕横纹上3寸，掌长肌腱与桡侧腕屈肌腱之间	1心痛、心悸等心疾；2胃痛、呕吐等热性胃病；3热病、疟疾；4癫狂痫
26	肩井	胆经		在大椎穴与肩峰连线中点，肩部最高处	1局部病证（肩背痹痛、手臂不举、颈项强痛）；2妇产科、乳房疾病（难产、乳痈）；3瘰疬
27	建里	任脉		前正中线上，脐上3寸	1胃痛、腹痛、腹胀、呕逆、食欲不振等脾胃病证；2水肿
28	角孙	三焦经		折耳廓向前，当耳尖直上入发际处	1头痛、项强；2目赤肿痛、目翳；3齿痛、颊肿
29	解溪	胃经	经穴	足背踝关节横纹中央凹陷处，当拇长伸肌腱与趾长伸肌腱之间	1下肢、踝关节疾患（下肢痿痹、踝关节病、足下垂）；2头痛、眩晕；3癫狂；4腹胀、便秘
30	金津、玉液	经外奇穴		在口腔内，当舌下系带左右两侧的静脉上，左为金津，右为玉液	1口疮、舌强、舌肿；2呕吐、消渴
K 31	孔最	肺经	郄穴	尺泽穴与太渊穴连线上，腕横纹上7寸处	1肺系病证（咳嗽、气喘、咯血、咽喉肿痛）；2肘臂挛痛

续表

适用于中医执业医师资格层次					
序号	穴位	经脉	特定穴	定位	主治病证
L 32	蠡沟	肝经	络穴	内踝尖上5寸，胫骨内侧面的中央	1月经不调、赤白带下、阴挺、睾丸肿痛、遗尿等妇科及前阴病证；2疝气；3小便不利；4足胫疼痛
33	厉兑	胃经	井穴	第2趾外侧趾甲根角旁约0.1寸	1实热性五官病证（齿痛、鼻衄、咽喉肿痛）；2神志疾患（多梦、癫狂）；3热病
34	梁丘	胃经		屈膝，在客前上棘与髌骨上缘连线上，髌骨上缘上2寸	1急性胃病；2下肢病（膝肿痛、下肢不遂）；3乳疾（乳痈、乳痛）
35	命门	督脉		后正中线上，第2腰椎棘突下凹陷中	1腰脊强痛、下肢痿痹；2男科（遗精、阳痿、精冷不育、小便频数）；3妇科（月经不调、赤白带下、痛经、经闭、不孕）；4小腹冷痛、腹泻
P 36	膀胱俞	膀胱经	背俞穴	第2骶椎棘突下旁开1.5寸，约平第2骶后孔	1膀胱气化功能失调病证（小便不利、遗尿）；2腰骶痛；3腹痛、泄泻、便秘
37	偏历	大肠经	络穴	屈肘，在前臂背面桡侧，当阳溪穴与曲池穴连线上，腕横纹上3寸	1五官疾患（耳鸣、鼻衄）；2手臂酸痛；3腹部胀满；4水肿
Q 38	牵正	经外奇穴		在面颊部，耳垂前0.5~1寸处	口歪、口疮

续表

适用于中医执业医师资格层次					
序号	穴位	经脉	特定穴	定位	主治病证
39	曲泉	肝经	合穴	屈膝，当膝内侧横纹头上方，半腱肌、半膜肌止端前缘凹陷中	1月经不调、痛经、带下、阴挺、阴痒、产后腹痛等妇科病证；2疝气、阳痿、遗精；3小便不利；4膝髌肿痛、下肢痿痹
40	颧髎	小肠经		目外眦直下，颧骨下缘凹陷处	面部病证（口眼㖞斜、眼睑瞤动、齿痛、三叉神经痛）
R 41	然谷	肾经	荥穴	内踝前下方，足舟骨粗隆下缘凹陷中	1月经不调、阴挺、阴痒、白浊等妇科病证；2遗精、阳痿、小便不利等泌尿生殖系疾患；3咯血、咽喉肿痛；4消渴；腹泻；4小儿脐风、口噤
42	人迎	胃经		喉结旁1.5寸，在胸锁乳突肌的前缘，颈总动脉之后	1瘿气、瘰疬；2咽喉肿痛；3高血压；4气喘
43	日月	胆经	胆之募穴	乳头直下，第7肋间隙	1黄疸、胁肋疼痛等肝胆病证；2呕吐、吞酸、呃逆等肝胆犯胃病证
S 44	三角灸	经外奇穴		以患者两口角之间的长度为一边，作等边三角形，将顶角置于患者脐心，底边呈水平线，两底角处是该穴	疝气、腹痛
45	上脘	任脉		前正中线上，脐上5寸	1胃痛、呕吐、腹胀、呃逆等胃腑病证；2癫痫

续表

适用于中医执业医师资格层次					
序号	穴位	经脉	特定穴	定位	主治病证
46	上星	督脉		囟会穴前1寸或前发际正中直上1寸	头痛、目痛、鼻衄、鼻渊等头面部病证；热病、疟疾；癫狂
47	身柱	督脉		后正中线上，第3胸椎棘突下凹陷中，约与两侧肩胛冈高点相平	1咳嗽、喘息；2脊背强痛；3癫狂、小儿风痫
48	束骨	膀胱经	输穴	第5跖骨小头的后缘，赤白肉际处	1头部疾患（头痛、颈强、目眩）；2腰腿痛；3癫狂
49	四白	胃经		目正视，瞳孔直下，当眶下孔凹陷处	1面部病证（目赤痛痒、眼睑瞤动、面痛、目翳等目疾；口眼㖞斜、三叉神经痛、面肌痉挛）2头痛、眩晕
50	四缝	经外奇穴		在第2~5指掌侧，近端指关节的中央，一手4穴，左右共8穴	1小儿疳积；2百日咳
51	素髎	督脉		鼻尖正中	1昏厥、惊厥、新生儿窒息、休克、呼吸衰竭等急危重证；2鼻塞、鼻衄、鼻渊等鼻病
T 52	太白	脾经	输穴；原穴	第1跖骨小头后缘，赤白肉际凹陷处	1脾胃病证（腹胀、腹痛、泄泻、便秘、胃痛、呕吐）；2体重节痛
53	天池	心包经		乳头外侧1寸，当第4肋间隙中	1咳嗽、痰多、胸闷、气喘、胸痛等肺心病证；2乳痈；3瘰疬

续表

适用于中医执业医师资格层次					
序号	穴位	经脉	特定穴	定位	主治病证
54	天突	任脉		胸骨上窝正中	1 哮喘、咳嗽、胸痛、咽喉肿痛、暴喑等肺系病证；2 瘿气、梅核气、噎膈等气机不畅病证
55	条口	胃经		在犊鼻下8寸上巨虚穴下2寸	1 下肢痿痹，转筋；2 肩臂痛；3 脘腹疼痛
56	瞳子髎	胆经		外眦外侧约0.5寸，眶骨外缘凹陷中	1 头痛；2 目赤肿痛、羞明流泪、内障、目翳等目疾
57	头临泣	胆经		目正视，瞳孔直上入前发际0.5寸，神庭与头维连线的中点	1 头痛；目痛、目眩、流泪、目翳等目疾；2 鼻塞、鼻渊；3 小儿惊痫
W 58	完骨	胆经		耳后，乳突后下方凹陷中	1 头痛、颊肿、口眼㖞斜、喉痹、齿痛等头面五官病证；2 颈项强痛；3 癫痫
59	委阳	膀胱经	三焦下合穴	在腘横纹外侧端，当股二头肌腱的内侧	1 腹满、小便不利；2 腰脊强痛，腿足挛痛
60	胃脘下俞	经外奇穴		在背部，当第8胸椎棘突下，旁开1.5寸	1 胃痛、腹痛、胸胁痛；2 消渴
61	胃俞	膀胱经		第12胸椎棘突下，旁开1.5寸	胃疾
X 62	侠溪	胆经	荥穴	足背，第4、5趾间，趾蹼缘后方赤白肉际处纹头上凹陷处	1 头痛、耳鸣、耳聋、目痛、眩晕等头面五官病证；2 胸胁胀痛；足跗肿痛；3 热病

续表

适用于中医执业医师资格层次					
序号	穴位	经脉	特定穴	定位	主治病证
63	下巨虚	胃经	小肠下合穴	上巨虚穴下3寸	1胃肠病（腹泻、痢疾、小腹痛）；2下肢痿痹；3乳痈
64	下脘	任脉		前正中线上，脐上2寸	1腹痛、腹胀、腹泻、呕吐、饮食不化、小儿疳积等脾胃病证；2痞块
Y65	阳池	三焦经	原穴	腕背横纹中，指总伸肌腱尺侧缘凹陷中	1目赤肿痛、耳聋、喉痹等五官病证；2消渴、口干；3腕痛、肩臂痛
66	阳溪	大肠经	经穴	在腕背横纹桡侧，手拇指向上翘起时，当拇短伸肌腱与拇长伸肌腱之间的凹陷处	1头面五官诸疾（头痛、目赤肿痛、耳聋）；2手腕痛
67	腰痛点	经外奇穴		在手背侧，当第2、3掌骨及第4、5掌骨之间，当腕横纹与掌指关节中点处，一侧2穴，左右共4穴	急性腰扭伤
68	腰眼	经外奇穴		在腰部，当第4腰椎棘突下，旁开约3.5寸凹陷中	1腰痛；2月经不调、带下；3虚劳
Z69	章门	肝经	脾之募穴；八会穴之脏会	第11肋游离端下际	1腹痛、腹胀、肠鸣、腹泻、呕吐等胃肠病证；2胁痛、黄疸、痞块等肝脾病证

续表

适用于中医执业医师资格层次					
序号	穴位	经脉	特定穴	定位	主治病证
70	长强	督脉	络穴	跪伏或胸膝位，当尾骨尖端与肛门连线的中点处	腹泻、痢疾、便血、便秘、痔疮、脱肛等肠腑病证；癫狂痫；腰脊和尾骶部疼痛
71	支正	小肠经	络穴	掌心向胸，阳谷穴与小海穴的连线上，腕背横纹上5寸	1头痛、项强、肘臂酸痛；2热病；3癫狂；4疣证
72	至阳	督脉		后正中线上，第7胸椎棘突下凹陷中	1黄疸、胸胁胀满等肝胆病证；2咳喘；3脊强、腰背疼痛
73	志室	膀胱经		第2腰椎棘突下，旁开3寸	1肾虚病证（遗精、阳痿）；2小便不利、水肿；3腰脊强痛
74	秩边	膀胱经		平第四骶后孔骶正中脊旁开3寸	1下肢病证（腰腿痛，下肢痿痹）；2小便不利；3便秘、痔疮；4，阴痛
75	中冲	心包经	井穴	手中指末节尖端中央	急证（昏迷、中暑、昏厥、小儿惊风）
76	中府	肺经	募穴	在胸前壁外上方，前正中线6寸，平第一肋间隙	1肺部病证（咳嗽、气喘、胸痛）；2. 肩臂痛
77	足窍阴	胆经	井穴	第4趾外侧趾甲根角旁0.1寸	1头痛、目赤肿痛、耳鸣、耳聋、咽喉肿痛等头面五官实热病证；2喉痹；3胸胁痛、足跗肿痛

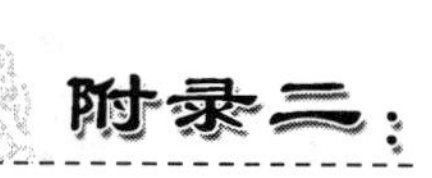

针灸治疗病证主穴记忆检索表

主穴记忆检索表一是帮助大家在复习时快速检索和记忆相关病证针灸治疗选取主穴；二是帮助大家检测主穴的掌握情况。

本表分为三个层次：中西医结合执业助理医师层次用表一；中西医结合执业医师和中医助理医师层次用表一和表二；中医执业医师层次用表一、表二、表三。

主穴记忆检索表一

各层次共用				
序号	科类	病证	主穴	主穴记忆
1	内科	头痛	百会、风池、太阳、合谷、阿是穴	北风太毒阿头痛
2		腰痛	阿是穴、大肠俞、委中	腰痛是伟大
3		痹证	阿是穴+局部取穴+辨证取穴	痹证肾管痛，大曲热，三泉灼，隔血行
4		中风	中经络：内关、水沟、委中、尺泽、三阴交、极泉； 中脏腑闭证：水沟、十二井、太冲、丰隆、劳宫；中脏腑脱证：关元、神阙（隔盐灸）	中风有神关进水沟中吃三泉；中风无神必十沟闹冲锋；脱元神
5		眩晕	实证：百会、风池、内关、太冲； 虚证：百会、风池、肝俞、肾俞、足三里	北风吹得人眩晕，是你太冲，肝肾足三里都虚
6		面瘫	攒竹、阳白、四白、颧髎、颊车、地仓、合谷、太冲	面瘫冲河谷扎脸部穴位
7		不寐	神门、三阴交、申脉、照海、百会、安眠	失眠应与神交，神来照，会安眠

续表

各层次共用				
序号	科类	病证	主穴	主穴记忆
8	内科	感冒	列缺、合谷、大椎、太阳、风池	感冒是河谷列开，风太大所致
9		胃痛	中脘、内关、足三里	胃痛关三中
10		便秘	天枢、上巨虚、大肠俞、支沟	便秘天上支钩大肠
11	妇儿	痛经	实证：三阴交、中极、次髎、地机； 虚证：足三里、三阴交、关元	痛经三次地是（实）中级，两个三元（气）能补虚
12		绝经前后诸症	气海、三阴交、肝俞、肾俞、太溪	绝经太需三七补肝肾
13		遗尿	关元、中极、膀胱俞、三阴交	遗尿关三级膀胱
14	皮外骨	蛇串疮	夹脊穴、阿是穴	蛇串疮夹击阿是
15		落枕	外劳宫、天柱、悬钟、后溪、阿是穴	落枕是外后天肿
16		漏肩风	肩髃、肩髎、肩贞、阳陵泉、阿是穴、条口透承山	肩周炎三肩调成阳陵泉
17	五官	耳鸣耳聋	实证：听会、翳风、侠溪、中渚； 虚证：听宫、翳风、太溪、肾俞	耳鸣溪中听风，虚风胜太公
18	五官	牙痛	合谷、颊车、下关	牙痛在河谷下车

主穴记忆检索表二

中西医执业医师、中医助理医师增加部分				
序号	科类	病证	主穴	主穴记忆
1	内科	哮喘	实证：列缺、尺泽、肺俞、中府、定喘； 虚证：肺俞、膏肓俞、肾俞、定喘、太渊、太溪、足三里	哮喘需定喘，是肺中缺泽，虚肺肾搞足二胎
2		呕吐	中脘、内关、足三里	呕吐关三中

续表

中西医执业医师、中医助理医师增加部分				
序号	科类	病证	主穴	主穴记忆
3	妇儿	月经不调	月经先期：关元、三阴交、血海； 月经后期：气海、三阴交、归来； 月经先后不定期：关元、三阴交、肝俞	月经不调用三阴交，先观海，后归海，不定期观书
4		崩漏	实证：关元、三阴交、隐白； 虚证：气海、三阴交、足三里、肾俞	崩漏隐三关，两个三七补肾
5	皮外骨	瘾疹	曲池、合谷、血海、膈俞、三阴交	瘾疹去河谷交给血
6		颈椎病	颈夹脊、天柱、风池、悬钟、阿是穴	颈椎病天风悬颈啊
7		扭伤	阿是穴、局部取穴	扭伤治伤处，循经远取穴
8	五官	目赤肿痛	合谷、太冲、风池、太阳、睛明	目赤肿痛太太敬河风（就好）
9		咽喉肿痛	实热：少商、尺泽、合谷、关冲； 虚热：太溪、照海、列缺、鱼际	咽喉肿痛少吃河虫，补缺的赵太鱼
10	其他	晕厥	水沟、百会、内关、足三里	晕厥在山里水沟内关百（天），虚会加元气，实冲河谷
11		内脏绞痛	心绞痛：膻中、内关、阴郄、郄门，肾绞痛：肾俞、膀胱俞、中极、阴陵泉、三阴交；胆绞痛：胆囊穴、阳陵泉、日月、胆俞	心绞痛观众喜，肾绞痛应全剩肾三级膀胱，胆绞痛阳日输（通）胆囊

主穴记忆检索表三

中医执业医师增加部分				
序号	科类	病证	主穴	主穴记忆
1	内科	偏头痛	率谷、外关、风池、足临泣、太冲、阿是穴	
2		面痛	四白、下关、攒竹、地仓、合谷、太冲、内庭	面痛四下钻地活太累
3		坐骨神经痛	足太阳：腰夹脊、秩边、委中、承山、昆仑；足少阳：腰夹脊、环跳、阳陵泉、悬钟、丘墟	坐痛太阳假肢中成捆，坐痛少阳假还阳绝虚
4		痿证	上肢：肩髃、曲池、外关、合谷、颈胸段夹脊穴；下肢：髀关、足三里、三阴交、阳陵泉、悬钟、解溪、腰部夹脊穴	痿证上肢是肩去河外敬兄（摔的），下肢是比两个三阳悬腰膝（伤的）
5		痫病	发作期：百会、人中、后溪、涌泉、内关；间歇期：印堂、腰奇、间使、太冲、丰隆	羊角风发作百人全去围观，停了应当要见台风
6		郁证	百会、印堂、水沟、内关、神门、太冲	郁证把你关水沟，冲门百无应
7		痴呆	百会、印堂、四神聪、内关、太溪、悬钟	痴呆四百悬泪溪
8		心悸	内关、郄门、神门、心俞、巨阙	心悸关喜门，缺心神
9		咳嗽	外感：列缺、合谷、肺俞； 内伤：太渊、三阴交、肺俞	咳嗽在外是因为河谷裂开伤到肺树，在内是肺树太焦
10		泄泻	急性：天枢、上巨虚、阴陵泉、水分； 慢性：天枢、足三里、神阙、公孙	泄泻急则是天上泉水，慢则是天神做功

续表

中医执业医师增加部分				
序号	科类	病证	主穴	主穴记忆
11	内科	痢疾	天枢、上巨虚、合谷、关元	痢疾是天上交谷
12		阳痿	关元、肾俞、三阴交	阳痿要把肾关三个阴天
13		癃闭	实证：秩边、阴陵泉、三阴交、中极、膀胱俞； 虚证：秩边、关元、脾俞、三焦俞、肾俞	屙不出尿实只因你有三级膀胱；续则只叫官员批肾
14		消渴	胃脘下俞、肺俞、脾俞、肾俞、太溪、三阴交	消渴了三姨太批肺肾
15	妇儿	带下病	带脉、白环俞、中极、三阴交	带下病是三级白带
16		缺乳	乳根、膻中、少泽	缺乳是乳中少泽
17	皮外骨	神经性皮炎	曲池、合谷、血海、膈俞、阿是穴	神皮啊去河谷给血
18		乳癖	膻中、乳根、屋翳、期门、足三里、太冲	乳癖冲屋门里跟踪
19		肘劳	阿是穴	肘劳治三经，手三曲，外天下海洋（去治）
20	五官	近视	睛明、承泣、风池、光明	近视竟成风光（得的人太多了）
21	其他	肥胖症	曲池、天枢、阴陵泉、丰隆、太冲	肥胖阴天去冲锋

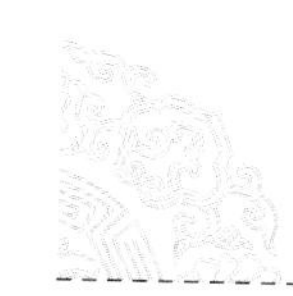

附录三：

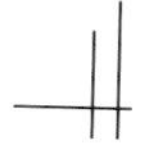

110个数字编码参考表

第1组：数字1～5；

数字	1	2	3	4	5
转化物	树	鸭子	耳朵	红旗	钩子
助记图象					

第2组：数字6～10；

数字	6	7	8	9	10
转化物	勺子	拐杖	葫芦	酒	棒球
助记图象					

第3组：数字11～15；

数字	11	12	13	14	15
转化物	筷子	婴儿	医生	钥匙	圆月
助记图象					

第4组：数字16~20；

数字	16	17	18	19	20
转化物	玫瑰	仪器	要发	药酒	二石
助记图象	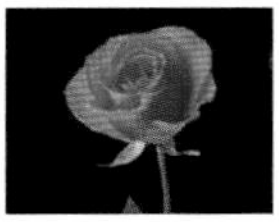	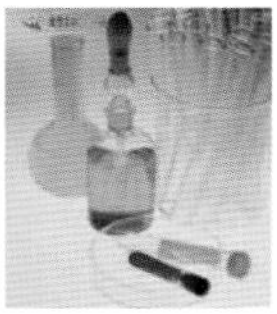	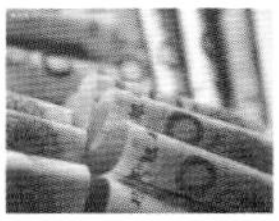	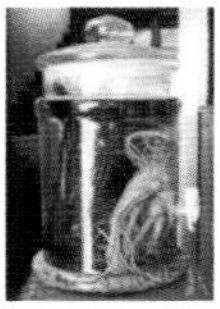	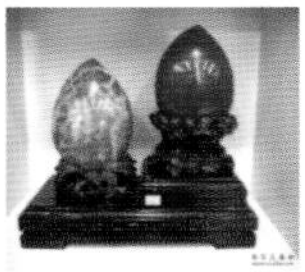

第5组：数字21~25；

数字	21	22	23	24	25
转化物	鳄鱼	饿鹅	儿僧	鹅(卵)石	二胡
助记图象	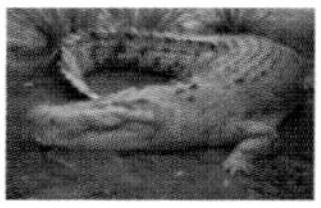	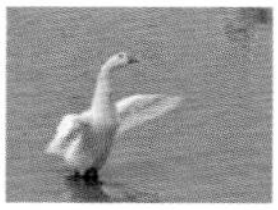	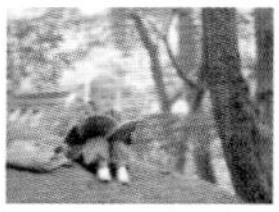	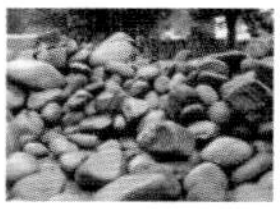	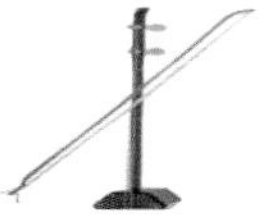

第6组：数字26~30；

数字	26	27	28	29	30
转化物	二流子	耳机	恶霸	阿胶	三菱
助记图象	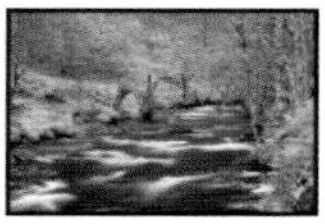	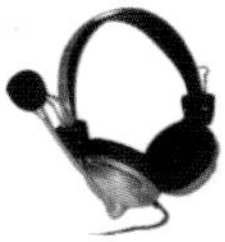	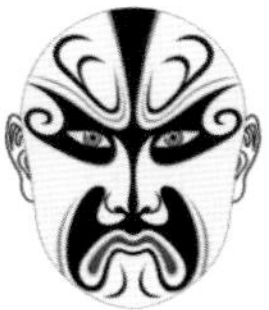	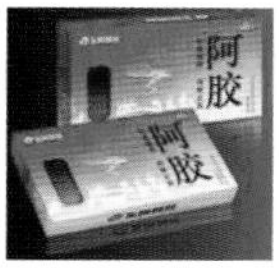	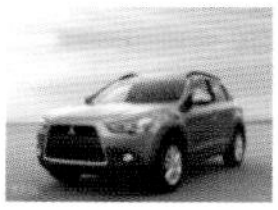

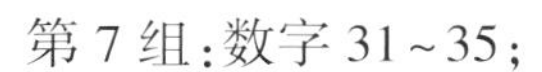

第 7 组：数字 31～35；

数字	31	32	33	34	35
转化物	山药	扇儿	闪闪钻石	绅士	珊瑚
助记图象					

第 8 组：数字 36～40；

数字	36	37	38	39	40
转化物	山鹿	三七	妇女	三角	司令
助记图象					

第 9 组：数字 41～45；

数字	41	42	43	44	45
转化物	司仪	柿儿	石山	石狮	师傅
助记图象					

第10组：数字46~50；

数字	46	47	48	49	50
转化物	石榴	司机	石板	天安门	五环
助记图象	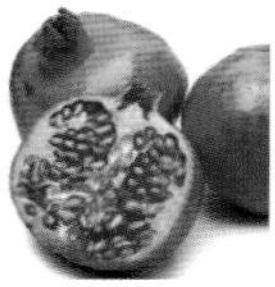	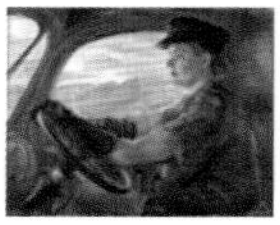	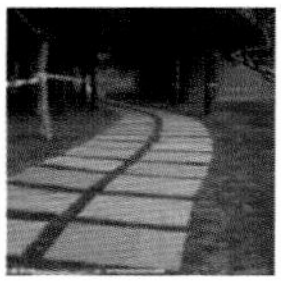	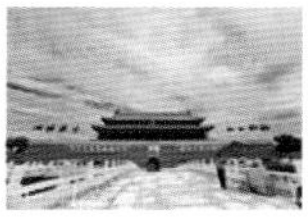	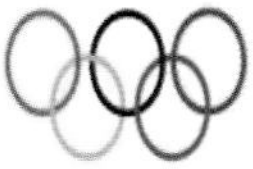

第11组：数字51~55；

数字	51	52	53	54	55
转化物	工人	木耳	武僧	武士	火车
助记图象	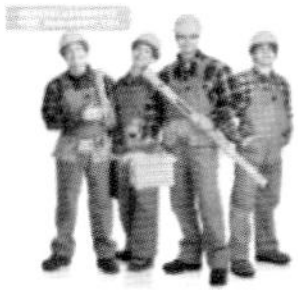	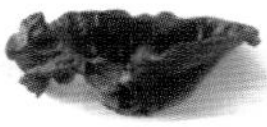	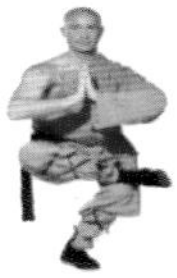	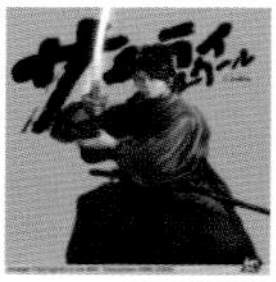	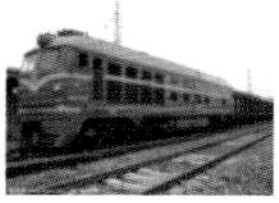

第12组：数字56~60；

数字	56	57	58	59	60
转化物	蜗牛	武器	尾巴	五角	榴莲
助记图象	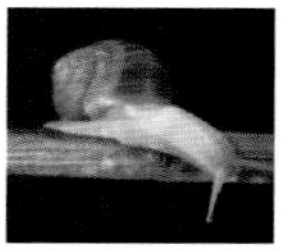	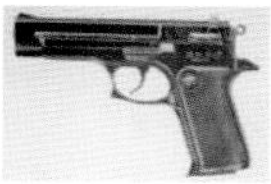	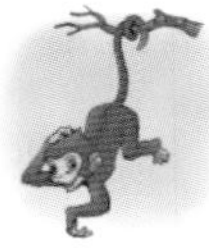	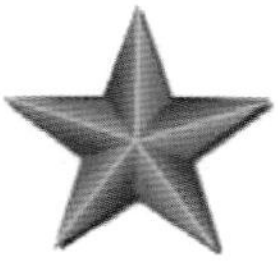	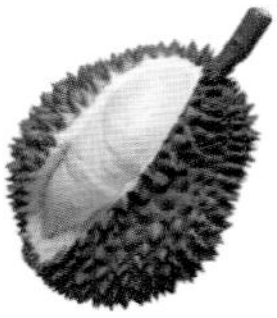

第13组：数字61～65；

数字	61	62	63	64	65
转化物	儿童	炉儿	庐山	律师	锣鼓
助记图象	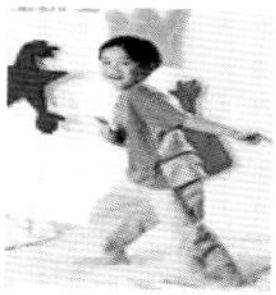	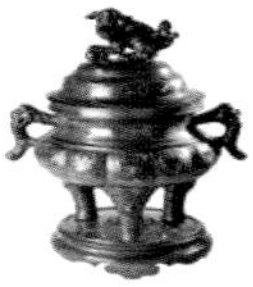	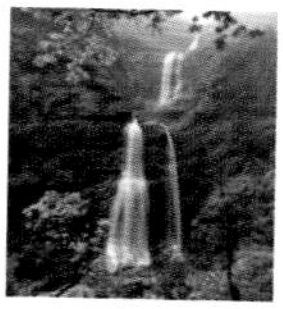	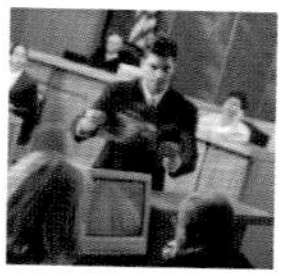	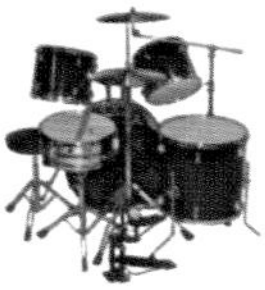

第14组：数字66～70；

数字	66	67	68	69	70
转化物	蝌蚪	油漆	喇叭	漏斗	冰淇淋
助记图象	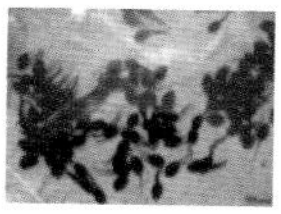	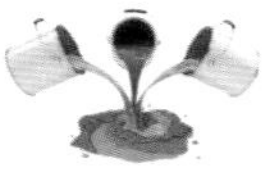	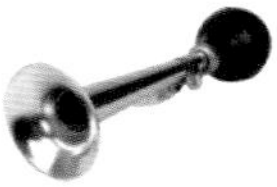	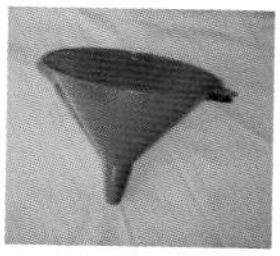	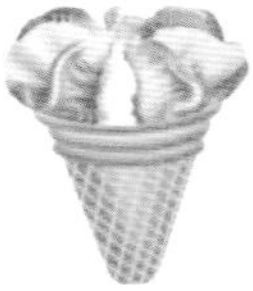

第15组：数字71～75；

数字	71	72	73	74	75
转化物	奇异果	企鹅	花旗参	骑士	起舞
助记图象	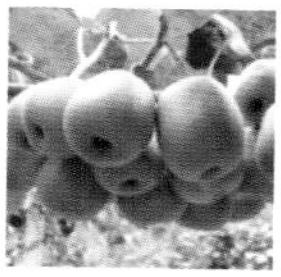	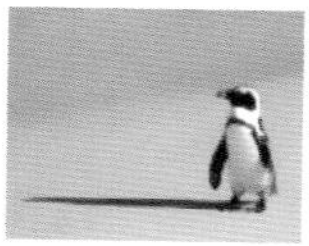	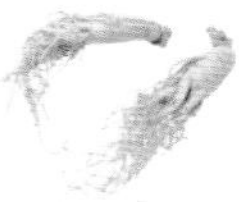	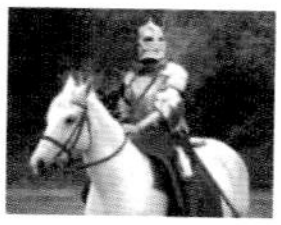	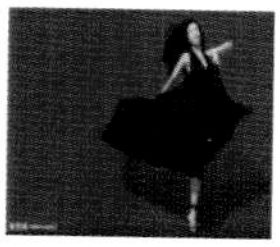

第16组：数字76～80；

数字	76	77	78	79	80
转化物	犀牛	桥	青蛙	气球	巴黎
助记图象	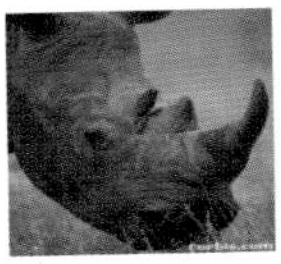	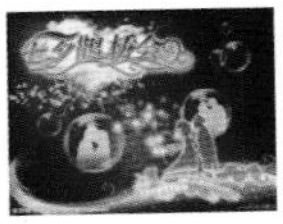	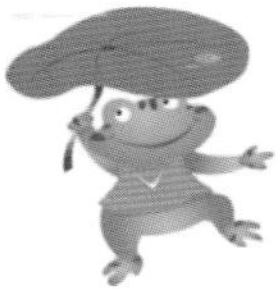	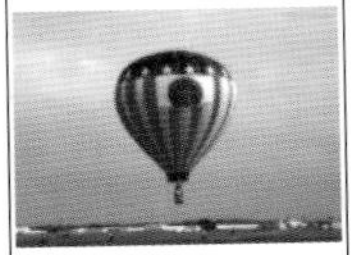	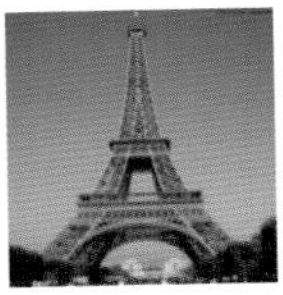

第17组：数字81～85；

数字	81	82	83	84	85
转化物	蚂蚁	靶儿	花生	巴士	白虎
助记图象	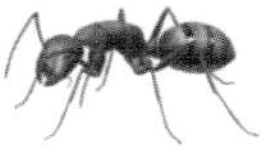	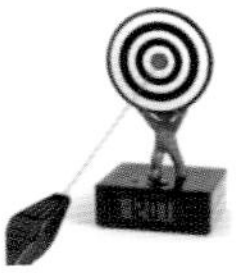	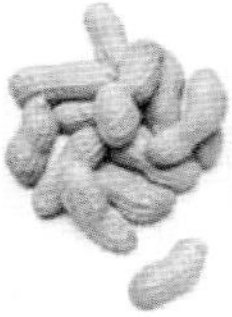	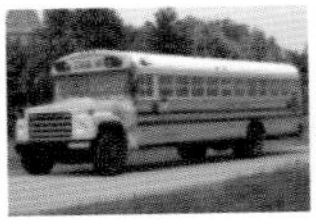	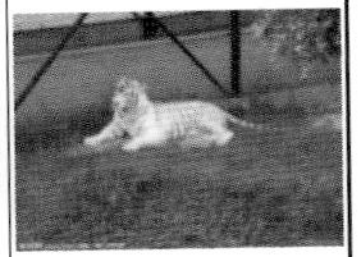

第18组：数字86～90；

数字	86	87	88	89	90
转化物	八路	白旗	爸爸	芭蕉	精灵
助记图象	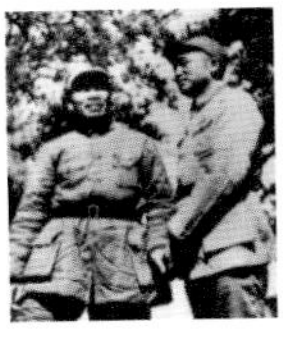	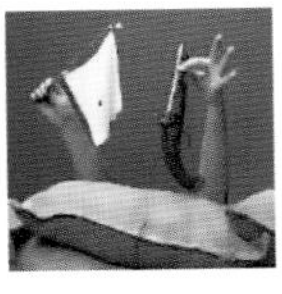		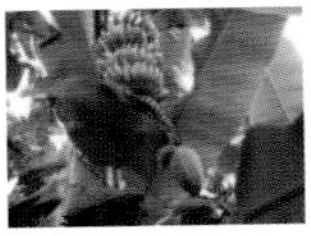	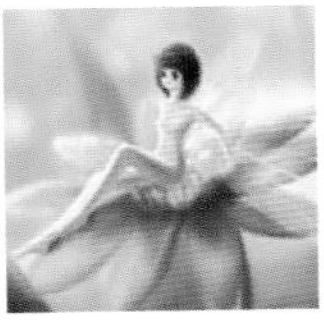

第19组：数字91～95；

数字	91	92	93	94	95
转化物	球衣	球儿	救生(圈)	教师	救护
助记图象	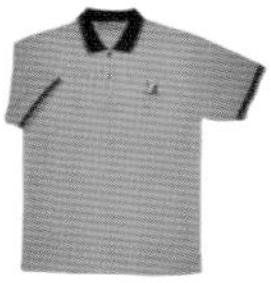	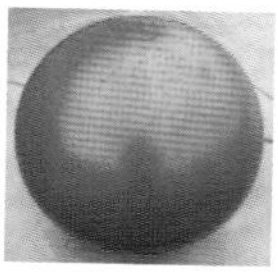	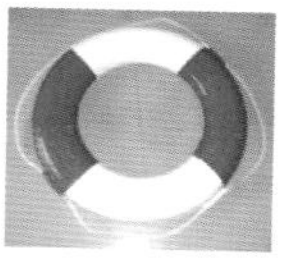	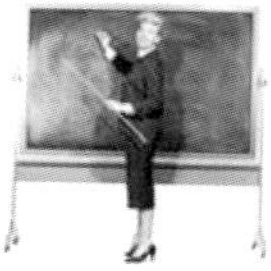	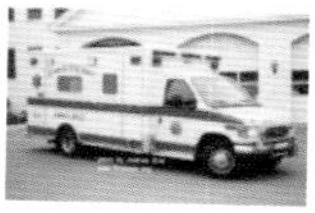

第20组：数字96～00；

数字	96	97	98	99	00
转化物	酒楼	紫荆花	酒吧	舅舅	望远镜
助记图象	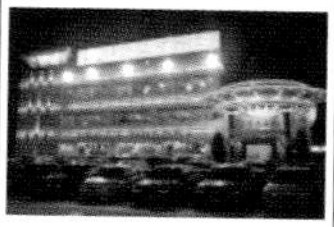	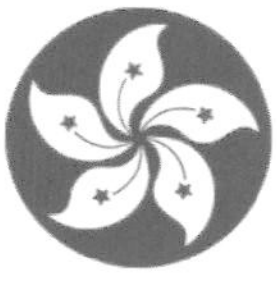	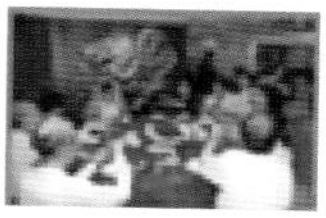		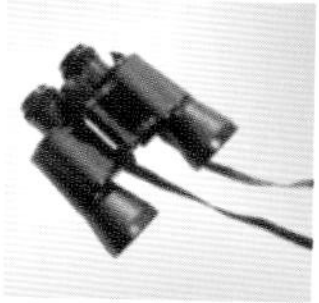

第21组：数字01～05；

数字	01	02	03	04	05
转化物	灵药	铃儿	领赏	零食	鹦鹉
助记图象	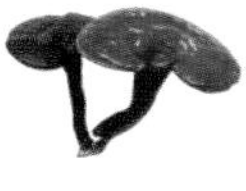	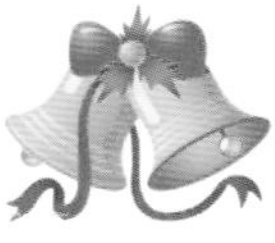	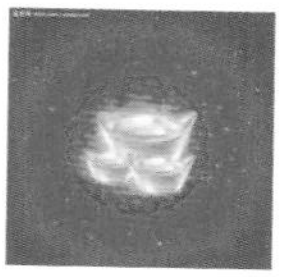	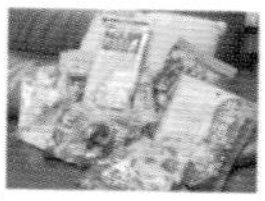	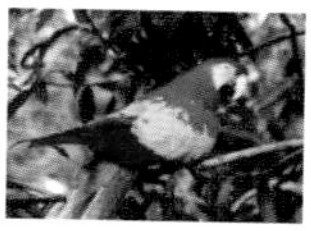

第22组：数字06~0；

数字	06	07	08	09	0
转化物	领路	令旗	泥巴	菱角	鸡蛋
助记图象					